吕仁和糖尿病诊治经验及医案集

吕仁和　赵春杰　编著

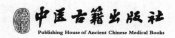

中医古籍出版社
Publishing House of Ancient Chinese Medical Books

图书在版编目（CIP）数据

吕仁和糖尿病诊治经验及医案集 / 吕仁和，赵春杰
编著. -- 北京：中医古籍出版社，2022.9
　ISBN 978-7-5152-2467-1

　Ⅰ.①吕… Ⅱ.①吕… ②赵… Ⅲ.①糖尿病 – 中医
临床 – 经验 – 中国 – 现代 ②糖尿病 – 中医治疗法 – 医案 –
汇编 Ⅳ.①R259.871

中国版本图书馆CIP数据核字(2022)第028826号

吕仁和糖尿病诊治经验及医案集

吕仁和　赵春杰　编　著

策划编辑：	李　淳	
责任编辑：	吴　頔	
封面设计：	王青宜	
出版发行：	中医古籍出版社	
社　　址：	北京市东城区东直门内南小街 16 号（100700）	
电　　话：	010-64089446（总编室）010-64002949（发行部）	
网　　址：	www.zhongyiguji.com.cn	
印　　刷：	水印书香（唐山）印刷有限公司	
开　　本：	710mm × 1000mm　1/16	
印　　张：	15	
字　　数：	220 千字	
版　　次：	2022 年 9 月第 1 版　2022 年 9 月第 1 次印刷	
书　　号：	ISBN 978-7-5152-2467-1	
定　　价：	69.00 元	

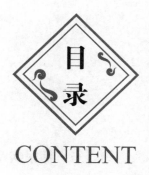

目 录

CONTENT

国医大师吕仁和简介

吕仁和，教授，1934年9月2日出生于山西原平。1962年毕业于北京中医学院（现北京中医药大学），为中华人民共和国成立以来首届中医大学生。师从著名中医大家施今墨、秦伯未、祝谌予，以及西医名家张乃峥等。历任北京中医学院（现北京中医药大学）东直门医院内科住院医师、主治医师、副主任医师、主任医师，曾任内科副主任、副院长等职。现任北京中医药大学东直门医院首席教授、肾病内分泌科主任医师、博士研究生导师、中央保健局专家，享受国务院特殊津贴专家。

为国家中医药管理局重点学科建设单位中医内分泌学科和国家中医药管理局重点专科建设单位中医肾病专科学术带头人，兼任世界中医药学会联合会糖尿病专业委员会名誉会长，曾兼任中华中医药学会糖尿病分会名誉主任委员、肾病专业委员会顾问、北京中医药学会糖尿病专业委员会名誉主任委员、北京中医药学会顾问、卫生部（今卫健委）新药审评委员等。

主要研究领域为糖尿病、肾脏病、老年病等，临床主张对糖尿病及糖尿病肾脏病、糖尿病性视网膜病变、糖尿病足、糖尿病性心脏病等多种并发症进行分期辨证、综合治疗，提出了糖尿病及其并发症防治的"二五八方案"临床"六对论治"和糖尿病患者"三自如意表"。其研制的治疗糖尿病肾脏病及其并发症的系列中药制剂——止消通脉宁、肾病防衰液、益气止消丸、活络止消丸、通便止消丸等在临床上取得了很好的疗效。

为国家"七五"科技攻关计划、国家中医药管理局重点课题——"益气养阴活血法治疗糖尿病微血管病变的临床与实验研究"、国家科委"九五"攻关课题——"止消通脉宁治疗糖尿病肾病的临床与实验研究"、国家教委博士学科点课题——"止消通脉宁阻止糖尿病肾病病理进展分子机制研究"、国家科委生命科学技术发展中心新药课题——"治疗糖尿病肾病新药——止消通脉宁颗粒剂研究"、国家"十五"科技攻关计划项目——"糖尿病肾病肾功能不全优化防治方案研究"等多项课题的项目负责人；研究成果"慢性肾炎辨治规范和肾炎防衰液治疗的临床和实验研究"获北京中医药大学科技进步奖一等奖、北京市科技进步奖二等奖、国家中医药管理局科技进步奖三等奖；"止消通脉饮治疗糖尿病微血管病变的临床和实验研究"获北京中医药大学科技进步奖二等奖、北京市科技进步奖二等奖；"止消通脉宁治疗糖尿病肾病的研究"获北京中医药大学科技进步奖一等奖、教育部2001年度中国高校科学技术奖二等奖、北京市科技进步奖三等奖；"糖尿病肾病肾功能不全防治优化方案研究"获中华中医药学会科技进步奖二等奖。主编《糖尿病及其并发症中西医诊治学》《中医药治疗糖尿病新进展》等著作8部，发表或指导学生发表论文300余篇。其中《糖尿病及其并发症中西医诊治学》一书获中华中医药学会2001年度"康莱特杯"科技著作一等奖。先后指导博士后1人，传承博士后2人，博士研究生16人，硕士研究生18人。创建世界中医药学会联合会糖尿病专业委员会，多次应邀赴德国、日本、韩国等地讲学和巡诊。1989年应邀出访阿联酋，圆满完成为其国家元首诊病的任务。2013年被评为"首都国医名师"，2017年获"国医大师"称号。

上 篇

糖尿病中医诊疗

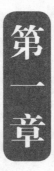

第一章

糖尿病概述

第一节　中医学对糖尿病病因病机的认识

　　中国是认识糖尿病最早的国家之一。早在成书于春秋战国时期的《黄帝内经》就对糖尿病及其并发症的主要表现、病因病机、预后转归等进行了系统论述，重视脾胃，强调胃肠结热。东汉张仲景《金匮要略》设专篇论述，除了强调胃热外，更提出厥阴消渴与肾气丸治疗男子消渴，奠定了从脾胃、肝肾论治糖尿病的理论基础。晋代陈延之的《小品方》提出，消渴病尿甜为肾气不固、精微下流所致。隋代甄立言的《古今录验方》不仅指出消渴病尿甜，而且还对消渴病、消中、肾消进行了鉴别。唐代孙思邈的《千金方》、王焘的《外台秘要方》收载了治疗消渴病及其继发病证的大量医方。其后医家各有发挥，总体评价渐趋深化。近代张锡纯《医学衷中参西录》认为，三消皆源于脾，重视益气养阴。北京"四大名医"之一的施今墨先生认为，应该把健脾助运与滋肾养阴放到同等重要地位。祝谌予教授主张分型辨证，重视血瘀病机。吕仁和教授在继承《内经》"脾瘅""消渴""消瘅"相关论述的基础上，强调分期辨证治疗，并针对糖尿病微血管并发症提出久病入络，"微型癥瘕"形成病机理论，认识日益完善。

一、糖尿病的发病原因

　　近期研究发现，糖尿病的发病与体质因素、饮食失节、情志失调、劳倦过度、外感邪毒、药石所伤等有关。

1. 体质因素

　　体质因素是发病的内因，最常见于阳明胃热体质，也可见于少阴阴虚体质、厥阴肝旺体质，以及少阳气郁体质、太阴脾虚体质，东方人普遍易感。

2. 饮食失节

饮食失节包括过食甘肥醇酒、辛辣、烧烤等。中医学认为，饮食不节可内伤脾胃，内生湿热、痰火，或导致胃肠积热，内热伤阴耗气而发生糖尿病。

3. 情志失调

情志失调包括郁怒、悲伤。中医学认为，郁怒伤肝可导致肝气郁结，内生肝火，郁热伤阴耗气可发生糖尿病。

4. 劳倦过度

劳倦过度包括烦劳过度。气有余便是火，心火伤阴耗气也可发生糖尿病。此外久坐久卧，气血郁滞，痰湿阻滞，化火也可伤阴耗气，从而引发糖尿病。

5. 外感邪毒

外感邪毒多为外感热毒。热毒可直接伤阴耗气，多发为1型糖尿病。

6. 药石所伤

药石所伤指过用五石散等燥烈药物，类似于西医学的药物性高血糖，有研究发现，以类固醇激素所致者最为多见。

二、糖尿病的基本病机

关于糖尿病的基本病机，有人说是脾虚，有人说是肾虚，有的认为肝最重要，有的强调阴虚燥热，有的则强调气阴两虚。其实糖尿病乃脾、胃、肝、肾同病，阴虚、气虚、气阴两虚，甚至阴阳俱虚都是热伤气阴的结果。而且热不限于燥热，胃肠结热、肝经郁热、脾胃湿热、痰火、瘀热以及肺热、心火、肝火、胃火等都是热的具体表现，均为邪热，即《黄帝内经》所称的"壮火""壮火食气"。邪热伤阴耗气，可致阴虚、气虚、气阴两虚，阴损及阳，更可致阴阳俱虚。因此，基于《黄帝内经》

"壮火食气"的理论，结合临床实践，吕仁和教授提出糖尿病的基本病机为"热伤气阴"，临床应重视清热解毒、益气养阴治法的应用。证候学调查发现，内热证与糖脂代谢及胰岛功能水平密切相关。实验研究证实，"热伤气阴"的实质，即是以糖脂代谢紊乱为病理基础的内生火热之邪耗伤机体正气，导致胰岛 β 细胞功能损伤，进而凋亡。全小林教授提出，糖尿病发病存在"郁、热、虚、损"的病机，也在强调热的作用。由于糖尿病为慢性病，久病入络，气阴两虚、阴阳俱虚，以及气滞、痰湿、痰火、湿热等均可导致血瘀，特别是全身脏腑器官络脉瘀结，从而成为糖尿病多种并发症发病的基础。吕仁和教授认为，糖尿病微血管并发症是治不得法，热伤气阴，久病入络，在正虚的基础上，痰、热、郁、瘀多种病理产物损害络脉，形成"微型癥瘕"所致。此理论可认为是祝谌予重视血瘀病机的继承与发展。

第二节 《黄帝内经》论"脾瘅""消渴""消瘅"及糖尿病分期辨证思想

糖尿病作为一种慢性疾病，其自然病程会经历糖尿病前期、糖尿病期和糖尿病并发症等阶段。可以说，糖尿病发生、发展和转化，其规律是客观存在的。吕仁和教授重视继承《内经》等经典理论，参考现代医学知识和方法，在糖尿病及其并发症中医药防治方面，形成了独特的学术思想与诊疗技术，积累了丰富的临床经验。吕仁和教授根据《黄帝内经》"脾瘅""消渴""消瘅"的相关论述，遵照糖尿病自身的发生、发展和演变规律，临床上主张将消渴病分为脾瘅期、消渴期、消瘅期三期进行辨证论治。其中，脾瘅期除了糖尿病前期，还包括代谢综合征之类；消渴期指临床糖尿病发病期；消瘅期则类似糖尿病并发症和伴发病阶段。吕仁和教授遵照《黄帝内经》的论述分消渴病为脾瘅、消渴、消瘅三期的观点，"发前人之所未发"，实为建立在中医理论源头上的独到见解。

一、脾瘅期（糖尿病前期）

《素问·奇病论》指出："有病口甘者，病名为何？何以得之？岐伯曰：此五气之溢也，名为脾瘅。夫五味入口，藏于胃，脾为之行其精气，津液在脾，故令人口甘也；此肥美之所发也，此人必数食甘美而多肥也。"这段论述指出，"脾瘅"的病因是数食甘美厚味，不但经常进食甘美肥厚之物，而且吃得多，所以日久会使人肥胖，此即"肥美之所发"的内涵，提示是饮食过盛造成的"脾瘅"。"脾瘅"中"瘅"应作何理解？《诗经》云："上帝板板，下民卒瘅。"《礼记》云："章善瘅恶，以示民厚。""瘅"郑玄训为"病"。《尔雅·释诂》云："瘅，劳也。"即古汉语中"瘅"，为"疾病、疲累"之意。王冰注释《素问·脉要精微论》"瘅成为消中"一句，认为"瘅为消热病也"。《素问·通评虚实论》云："凡治消瘅、仆击、偏枯、痿厥，气满发逆，肥贵人则膏粱之疾也。"王冰注释说："消谓之消，瘅谓之伏热。"吕仁和教授认为，"脾瘅"即"脾热"，"脾瘅"由于"津液在脾"，因而"五气之溢"，出现"口甘"。脾运受伤，脾转输五谷之气能力下降，津液停滞在脾，促使脾热转输加快，使胃纳增加，食欲更盛，导致肥胖也不断加重。脾胃有热、转输纳入加快，从而出现易饥多食、肥胖的恶性循环。这种现象类似高胰岛素血症出现肥胖，肥胖又加重高胰岛素血症的恶性循环状态，即糖尿病前期的表现。

现代医学研究显示，糖尿病前期，包括代谢综合征，发病的基本因素都有饮食不节，摄入过多，或代谢相对减缓，即绝对或相对的"数食甘美"。代谢综合征实际指个体中多种代谢异常情况集结存在的现象，其中，最常见的代谢异常包括糖尿病或糖调节受损、高血压、血脂紊乱、全身或腹部肥胖等。代谢异常的焦点在于血糖和（或）血脂，然而糖类和脂肪作为必需的营养物质，都是来自人们日常食物，即"五谷"。肥胖是糖尿病重要诱发因素，肥胖程度与糖尿病发病率呈正比，60%～80%的成年糖尿病患者在发病前体重超重；肥胖、脂肪比重大的老年人中糖尿病患病率明显增多。过多的糖类和脂肪在身体里蓄积，造成糖尿病前期或代谢综合征的病态的表现，即是"五谷之气溢"。因此，《黄帝内经》中论述的"脾瘅"这一病证，其病因和病机与糖尿病前期及代谢综合征基本吻合，因此可以将两者相互对应。故吕仁和教授认为，"脾瘅期"即相当于糖尿病前期，还可以包括除去血糖异常以外的构成代谢综合征的其他异常代谢表现，如腰围增加、血脂紊乱等。

二、消渴期（糖尿病期）

《素问·阴阳别论》云："二阳结，谓之消。"又云："二阳之病发心脾。""二阳"为阳明，"结"为热结，"二阳结"《东垣十书》注释曰："皆燥热为病。"吕仁和教授认为：消渴发病是二阳（足阳明胃、手阳明大肠）有结滞，结则化热，胃热则消谷善饥，大肠热则大便干。正如王冰所注释的："二阳结，胃及大肠结也。手阳明大肠主津液，热则目黄口干，是津液不足也。足阳明胃主血，热则消谷善饥，血中伏火是血不足也。"胃、大肠结热，则必然出现消谷善饥、尿多、饮多、大便秘结，进而疲乏消瘦。明确诊断的糖尿病患者，血糖升高，常常出现消谷善饥、形体消瘦、大便秘结、小便频数等症状，这正是"二阳结"的主要表现。文中接着指出这个"二阳结热"的病是发于心脾之热。脾瘅期因脾热，"数食甘美而多肥"。"脾瘅"是因为脾经有热，食物转输加快，加上胃结化热，故出现能食、能化、能运的食多善饥状态，损伤脾胃。脾运受伤，脾转输五谷之气能力下降，津液停滞在脾，复加精神高度紧张或抑郁使心神疲累，调控无力，从而使胃肠出现结滞发病，即谓"二阳之病发心脾"。《吴医汇讲》认为："言二阳之病发心脾，盖因思为脾志，而实本于心。思则气结，郁而化火，以致心营暗耗。"忧思日久，气郁化火，致心脾积热。心火内扰则面赤、烦躁；火热灼津则口渴、多饮；脾开窍于口，脾热生腐，故口中异味；积热消谷则多食易饥。

《素问·奇病论》指出："……此人必数食甘美而多，肥也，肥者令人内热，甘者令人中满，故其气上溢，转为消渴。治之以兰，除陈气也。""肥者令人内热"是指在肥胖的基础上，诸多因素皆能使体内化热成病，如胃肠结滞内生结热、饮食积滞化生痰热、脾胃积滞化生湿热、肺胃积滞化生实热、肝气郁滞化生郁热、烟酒过度成为毒热、诸热伤阴内生燥热等，不一而足。"甘者令人中满"，联系糖尿病血糖代谢异常的基本病理特征，"中满"即血糖达到一定高度，此时合热，则"甘气上溢，转为消渴"。"甘气"指甘甜之气，即超常的血糖，"上溢"指达到了糖尿病的诊断标准。此时，病情"转为消渴"，可出现多尿、多饮、多食、疲乏、消瘦等诸多因血糖过高导致的临床症状。此期常见的证候有二阳结热证、脾胃湿热证、食积痰热证、酒伤毒热证、肺胃实热证、阴伤燥热证、气滞郁热证等。溢出来的"甘甜之气"，即是超过正常的血糖，称之为"陈气"。现代研究提示，蛋白质非酶糖化及糖基化终末产物、多元醇旁路的激活导致细胞内山梨醇和果糖堆积、脂代谢紊乱、多种血管活性物质的产生以及过氧化反应产物的堆积等，均可进一步导致糖尿病并发症和伴发病的出现，促使病程由"消渴期"进入"消瘅期"。"治之以兰，除陈气也"，指此时应该采取合适的干预治疗，通过有效的治疗措施，将"陈气"除去，即可防止进一步发生并发症。

三、消瘅期（糖尿病并发症期）

明代张景岳《类经》指出："消瘅者，三消之总称。"从"瘅"为"病"

理解，即"消瘅"为"消之病"。从病机角度分析，"瘅"为"热"，此时五脏之精气皆虚，转而化热，热则耗津液、消肌肉，故为"消瘅"。《灵枢·五变》指出："五脏皆柔弱者，善病消瘅。"《灵枢·邪气脏腑病形》指出："心脉，肺脉，肝脉，脾脉，肾脉，微小……皆为消瘅。"《类经》释曰："寸口之脉，见于外，以血气之衰而消于内也。"消瘅期，五脏俱衰，气血亏虚。

《素问·通评虚实论》指出："凡治消瘅、仆击、偏枯、痿厥，气满发逆，肥贵人则膏粱之疾也……"吕仁和教授认为，脾瘅为"肥美之所发"，进一步可"转为消渴"，消瘅则为"肥贵人则膏粱之疾"。可见，消瘅与脾瘅、消渴一脉相承，脾瘅、消渴渐进发展，最终导致消瘅。《灵枢·五变》指出："黄帝曰：人之善病消瘅者，何以候之？少俞答曰：五脏皆柔弱者，善病消瘅。黄帝曰：何以知五脏之柔弱也？少俞答曰：夫柔弱者，必有刚强，刚强多怒，柔弱易伤也。黄帝曰：何以候柔弱之与刚强？少俞答曰：此人薄皮肤，而目坚固以深者，长冲直扬，其心刚，刚则多怒，怒则气上逆，胸中蓄积，血气逆留，髋皮充肌，血脉不行，转而为热，热则消肌肤，故为消瘅。此言其人暴刚，而肌肉弱者也。"这段论述，不但指出先天禀赋不足、"五脏柔弱"，则易进入消瘅期；更加清楚指出，消瘅的形成是由于"怒气上逆"，使血气逆留，髋皮充肌，致血脉不行、瘀滞化热而成。"血脉不行""血气逆留"是消瘅期的主要病机。

《灵枢·本脏》又指出："心脆，则善病消瘅，热中。肺脆，则善病消瘅，易伤。肝脆，则善病消瘅，易伤。脾脆，则善病消瘅，易伤。肾脆，则善病消瘅，易伤。"张隐庵注释："五脏主藏精者也，五脏脆弱则津液微，故皆成消瘅。"吕仁和教授认为，消瘅期不同并发症出现的原因与各个脏腑的脆弱程度有关，先天脆弱之脏易先发病。消渴期已指出"治之以兰，除陈气也"，若治疗不当，陈气（糖毒）不除，复加怒气上逆，致血脉不行，转而为热，热则消肌肤，成为消瘅。

此时病至血脉，故全身皮、肌、脉、筋、骨、五脏六腑、诸窍均可被累及而受损害。此期与糖尿病并发症期所出现的经络瘀阻、血脉不活的表现很是类似。治疗时宜标本兼顾，补脆弱之脏器，同时应尤其注重活血通络、化瘀消癥、通活血脉。具体脾瘅、消渴、消瘅三期可参见表1-1，消渴病的分期与糖尿病的关系参见表1-2。

表 1-1 脾瘅、消渴、消瘅三期简表

分期	病位	病因	病机	临场表现
脾瘅	脾	数食甘美	五气之溢，肥美所发也	口甘、肥胖
消渴	心脾	心、脾有热	甘气上溢；二阳结，所致郁热、实热、湿热	严重时出现多尿、多饮、疲乏消瘦、多食
消瘅	五脏经络血脉	陈气不除，五脏柔弱，复加怒气	怒气上逆，胸中蓄积，血气逆留，髋皮充肌，血脉不行，转而为热，热则消肌肤	皮、肌、脉、筋、骨，五脏六腑。脆弱者，首先发生病变

表 1-2 消渴病的分期与糖尿病的关系

	脾瘅期		消渴期	消瘅期
血糖正常	血糖增高			
血糖调节正常	糖尿病前期		糖尿病	
	空腹血糖受损	糖耐量受损	无并发症和伴发病	并发症和伴发病
	消渴病			

第三节　"消渴"与"消渴病"，"三消辨证"与"分期辨证"

一、"消渴"与"消渴病"

长期以来，人们习惯上把糖尿病称为"消渴"。而现今多数中医内科教科书中均有"消渴"一章，并认为消渴包括现代医学的糖尿病等。但就"消"字而言，《说文解字·病疏下》云："消，欲饮也。"历代医家在对经典的阐述中，对"消"的含义还有诸多发挥。如指"消化"，见王冰注"善消水谷"。指"消灼"，见《儒门事亲·三消当从火断》："消者，烧也，如火烹烧，物之理也。"指"消耗"，见《景岳全书·消渴》："消，消烁也，亦消耗也。凡阴阳气血日见消败者，皆谓之消。""消"字的不同释义，分别反映了糖尿病水谷食入易消的症状。中医学认为，该病的病机为多"火"、多"虚"。就"渴"字而言，《说文解字》所谓"渴，尽也"；《广韵·薛韵》所谓"渴，水尽也"，表示"水液枯竭"之意。"消渴"连用，《古代疾病名候疏义》解释说："消渴，渴也……津液消渴故欲得水也。"因此，就"消渴"而言，应指"口渴多饮"，着重在于对口渴饮水临床症状的描述。

"消渴病"一词，最早见于唐代王焘的《外台秘要》。该书引隋代甄立言《古今录验》云："消渴病有三：一渴而饮水多，小便数，无脂似麸片甜者，皆是消渴病也。"文中描述消渴病"小便甜"，反映出现代医学糖尿病高血糖的基本临床特征。吕仁和教授认为，根据《古今录验》中的论述，用"消渴病"一词作为糖尿病的中医病名，可能比"消渴"一词更为合适。

如上所述，以"消渴"为病名，是按照中医学习惯，根据症状对病证的命名，范围宽泛，可以涉及诸多具有"口渴多饮"症状的疾病。以"消渴病"为名，可以代表特定的病机变化，对疾病的界定更为清晰，有利于在科学研究中与现代医学含义的糖尿病相互参照。因此，吕仁和教授对现代医学的糖尿病在中医学的病名体系中，主张定位为"消渴病"。至于消渴病尿甜的论述，在晋代陈延之《小品方》就有论及，而且早就认识到了所以尿甜，是因为肾气不固，精微下流。

《素问·气厥论》云："心移寒于肺，肺消。肺消者，饮一溲二，死不治。"又云："心移热于肺，传为膈消。"又云："大肠移热于胃，善食而瘦，谓之食亦。胃移热于胆，亦曰食亦。"吕仁和教授根据这段经文，提出消渴病在鉴别诊断方面，需与"肺消""膈消""食亦"相鉴别。"肺消"，"心移寒于肺，肺消。肺消者，饮一溲二，死不治"。其中"饮一溲二""死不治"的表现与现代医学的急性肾功能衰竭多尿期症状类似。"膈消"，"心移热于肺，传为膈消"。《医学纲目》云："上消者，经谓之膈消，膈消者，渴而多饮是也。"主要指口渴多饮的症状而言，是上焦热证，似尿崩症。"食亦"，"大肠移热于胃，善食而瘦，谓之食亦。胃移热于胆，亦曰食亦"。以"善食而瘦"为典型表现，类似现代医学的甲状腺功能亢进症。这些疾病虽然具有多饮、多尿或多食等类似于消渴病的症状，但与消渴病实际上存在本质不同。

二、"三消辨证"与"分期辨证"

在"消渴"与"消渴病"明确界定以后，吕仁和教授即着眼于研究其辨证规律。消渴，从陈延之《小品方》起分作三证："消渴"——渴，小便不利；"渴利"——随饮随溲；"消利"——不渴，小便自利。后《小品方》佚，巢元方宗此把"消利"称为"内消"，被历代奉为证候学经典，多被引用。宋代《太平圣惠方》首先提出"三消"之名："夫三消者，一名消渴，二名消中，三名消肾……饮水多而小便少者，消渴也；啖食多而饮水少，小便少而赤黄者，消中也；饮水随饮便下，小便味甘而白浊，腰腿消瘦者，消肾也。"这里三证内容已有变化，一是加进了饮食、消瘦、小便味甘而白浊等症状；二是"消中"的内容既不同于"内消"也不同于"消利"。此后宋《三因极一病证方论》中提出"三消"的脏腑定位：消渴属心、消中属脾、消肾属肾。《简易方》进一步提出：消渴属于上焦，消中属中焦，消肾属下焦。刘河间《三消论》也称"消渴""消中""消肾"。《丹溪心法》才正式提出上消、中消、下消之名，并提出治则：上消用清法（白虎加人参汤），中消用下法（调胃承气汤），下消用补肾法（六味地黄丸）。这种"三消论治"的模式至此成为定局，直至今日《中医内科学》教材仍奉行之。

如果把"消渴"理解为以渴与利（小便）为主体的证候，这种源远流长的辨证方法也不失为纲目之举，但如把"消渴"作为一种有特定体质（素体亏虚）、病因（饮食、情志所伤）、证候（多消）、传变（多发痈疽、水肿等）的"病"，这样辨证就很不得要领了。这是因为"三消辨证"有如下问题：第一，没有认识和把握消渴病固有的较长的纵向发展规律，也不利于说明不同阶段的病机。第二，传统的"三消"概念不同于今之消渴病，其中的"消谷善饥、不甚渴、小便少""尿如脂膏"等可能为今之甲亢、乳糜尿等病症状，如仍沿用之就存在一个与西医讨论对象不统一的问题。为此，吕仁和教授反复研读历代医书，最后还是从《素问·奇病论》中得到启发："帝曰：有病口甘者，病名为何？何以得之？岐伯曰：此五气之溢也，名为脾瘅。夫五味入口，藏于胃，脾为之行其精气，津液在脾，故令人口甘也，此肥美之所发也，此人必数食甘美而多，肥也，肥者令人内热，甘者令人中满，故其气上溢，转为消渴，治之以兰，除陈气也。"一个"转"字，说明"脾瘅"在前，消渴在后。脾瘅的症状是"口甘、中满"，病因是多食"肥美"，而无进一步发展的消渴所有的口干多饮等症状。《灵枢·本脏》云："心脆则善病消瘅热中。"肺、脾、肝、肾脆"善病消瘅易伤"。《素问·通评虚实论》又云："凡治消瘅、仆击、偏枯、痿厥、气满发逆，肥贵人则膏粱之疾也。"这里将五脏"柔弱""脆"作为消瘅发病条件，并将"消瘅"与仆击、偏枯、痿厥等重症并提，由此可以看出消瘅也是因"肥贵人则膏粱之疾"而起，有了五脏的虚损，才发为消瘅，并且病情严重，与前面的"消渴"直接由脾瘅转来不同。吕仁和教授从长期观察糖尿病患者并发症规律认识到，患者的并发症发生与否，确与五脏脆弱有关，何脏脆弱，则何脏先发病。比如肝旺的患者往往视网膜病变早且重，平日易腰酸腿软的患者，肾脏并发症较早出现。所以吕仁和教授体会，消瘅是消渴的进一步表现，比消渴更为严重。因此，《内经》对消渴病的认识分为"脾瘅→消渴→消瘅"三个阶段，病情纵向发展，渐趋严重。基于这一理解，并结合西医对糖尿病的认识，吕仁和教授在消渴病的辨证上，扬弃了不能全面反映消渴病发展规律和本质的"三消辨证"，在继承经典、立足临床、参考西医理论的基础上提出了"三期辨证"。吕仁和教授认为，这种分期辨证首先有利于研究糖尿病这种慢性病不同阶段的证候表现、病机重点及预后，以便采取相应的治疗措施。其次，有利于疗效评定，否则统而论之，消渴期与并发症时期的疗效就无法用同一标准评定。最后，有利于与西医交流和沟通，使中医治疗消渴病的宝贵经验最终屹立于世界医学之林。经多年的临床证明，这一辨证方案切实可行。

第二章

糖尿病的中医诊治

第一节　中医学"治未病"思想与糖尿病的三级预防

　　早在《黄帝内经》一书中，中医就提出了"治未病"的防治思想。《素问·四气调神大论》云："是故圣人不治已病治未病，不治已乱治未乱，此之谓也。夫病已成而后药之，乱已成而后治之，譬犹渴而穿井，斗而铸锥，不亦晚乎！"主要是强调未病先防。其后，经过世代医家对《黄帝内经》所论"治未病"思想的继承和发扬，"治未病"思想的内涵得到不断充实完善，时至今日，更是越来越受到世界医学界的关注。当前临床所说的"未病"主要有三重含义：其一，"未病"是健康状态，此时"治未病"指预防养生，防病发生。其二，"未病"指各种潜在的病情和病机，病而未发，此时"治未病"指欲病救萌，有病早治；其三，"未病"指疾病发展还未到危重阶段，此时"治未病"指既病防变，病甚防危。更有把"治未病"表述为"未病先防、既病防变、病后防复"者。

　　随着社会经济及医学事业的发展，慢性疾病的预防已成为极其重要的公共卫生策略与措施。我国的糖尿病防治工作十分艰巨，这就要求我们切实做好糖尿病的三级预防工作。一级预防是预防糖尿病的发生；二级预防是对已确诊的糖尿病患者预防糖尿病并发症，主要是慢性并发症；三级预防是减少糖尿病的致残率和病死率，改善糖尿病患者的生活质量。有鉴于中国卫生保健事业具有中西医结合的特色，我们认为，糖尿病的三级预防不应该忘记中医药相关措施。具体工作我们可以根据"防治结合、寓防于治"的精神，把中医"治未病"的精神贯彻到糖尿病三级预防中去。这对指导糖尿病防治、降低糖尿病易感人群的发病率、控制糖尿病患者病情进展、预防糖尿病并发症的发生发展等，必将起到积极的作用。

一、重视养生保健，防止糖尿病发生

1. 节制饮食，调和五味

糖尿病的发病与饮食失调有密切关系，《素问·通评虚实论》云："凡治消瘅……肥贵人则膏粱之疾也。"所以饮食调理对糖尿病预防至关重要。中医对消渴病预防的饮食调理有两方面：一是饮食有节。《素问·奇病论》云："此肥美之所发也，此人必数食甘美而多，肥也，肥者令人内热，甘者令人中满，故其气上溢，转为消渴。"《备急千金要方·消渴》云："饮啖无度，咀嚼鲊酱，不择酸咸，积年长夜，醑兴不懈，遂使三焦猛热，五脏干燥，木石犹且干枯，在人何能不渴。"均说明长期过食肥甘，醇酒厚味，损伤脾胃，积热内蕴，化燥伤津，消谷耗液，可导致消渴。所以要预防消渴的发生，要做到饮食有节，不暴饮暴食，少吃肥甘厚味之品，少饮酒，这与西医提出的糖尿病饮食疗法不谋而合。二是谨和五味。不同的食物其性味、归经不同。《素问·至真要大论》云："夫五味入胃，各归所喜，故酸先入肝，苦先入心，甘先入脾，辛先入肺，咸先入肾。久而增气，物化之常也，气增而久，夭之由也。"《素问·生气通天论》云："阴之所生，本在五味；阴之五宫，伤在五味。"《素问·五脏生成论》云："是故多食咸，则脉凝泣而变色；多食苦，则皮槁而毛拔；多食辛，则筋急而爪枯；多食酸，则肉胝而唇揭；多食甘，则骨痛而发落。此五味之所伤也。"人赖饮食五味以充养，维持正常的生命活动，但五味偏嗜，就会伤及五脏，导致疾病的产生。唐代孙思邈认为，糖尿病要忌咸食和面。"咸走血，多食咸，令人渴。何也？答曰：咸入胃也，其气走中焦，注于诸脉，血之所走也，与咸相得，既血凝，血凝则胃汁泣，汁泣则胃中干渴。"西医学证实，限制咸食和面可以预防高血压和餐后高血糖。从中医认识来看，饮食有节，谨和五味可固护脾胃，而脾胃在消渴病的发生发展过程中占有重要地位。

2. 调节情志，七情勿过

七情失调是引发和加重消渴的重要因素。《灵枢·五变》云："怒则气上，胸中蓄积，血气逆留，髋皮充肌，血脉不行，转而为热，热则消肌肤，故为消瘅。"说明情绪失调，气血上逆，胸中蓄瘀，内热积滞，伤津耗液，可成消渴病。与现代临床研究证实的恐惧、紧张、绝望、悲伤、激怒等情绪均能升高血糖的认识一致，故保持客观的精神、避免七情太过对糖尿病的预防有积极作用。正如《素问·上古天真论》所云："恬淡虚无，真气从之，精神内守，病安从来。"所以，调节情志、保持情绪稳定对于糖尿病防治具有重要意义。

3. 节制房事，保护肾精

《金匮要略》首创肾气丸治疗消渴病，说明肾虚是发生消渴的重要原因。《外台秘要·消渴消中》云："房室过度，致令肾气虚耗故也，下焦生热，热则肾燥，肾燥则渴。"更明确提出房事过度、肾燥精虚是消渴重要的病因病机之一，孙思邈提出消渴三慎之一就是房事。可见，中医学对于房劳所伤是十分重视的。其实房劳可以伤精，劳心可以伤阴血，劳形可以伤气，都会对人体健康造成不利。

4. 运动养生，劳逸适度

华佗有"人体欲作劳动""流水不腐，户枢不蠹"之论，强调"生命在于运动"之理，因为运动能促进气血流通，强壮脏腑，增强体质，预防包括消渴病在内的多种疾病的发生。巢元方提出："消渴病人应先行一百二十步，多者千步，然后食。"王焘则认为，消渴病人不能饱食便卧，终日久坐；"人应小劳，但莫久劳疲极；食毕即行步，稍畅而坐"。孙思邈也说："养生之道常欲小劳，但莫大疲及强所不能堪耳。且流水不腐，户枢不蠹，以其运动故也。"主张每餐食毕，出庭散步五六十至一百二十步，或根据情况出门行两三百步或两三里。"养性之道，莫久行、久立、久坐、久卧、久视、久听，盖以久视伤血，久卧伤气，久立伤骨，久坐伤肉，久行伤筋也"。指出过劳有损健康，此即《内经》"生病起于过用"之理。过度劳累、过度安逸都会引发疾病，所以养生应当重视适度运动，做到"行劳而不倦"。

5. 家家自学，人人知晓

《备急千金要方》曰："凡医治病……须使有病者知之为要。"患者若能深刻了解自身病情，学习疾病相关的医学知识，对于防治疾病、维护其自身健康都有巨大益处。中医学是我国古代劳动人民在长期与自然和平相处、与疾病斗争的基础上建立的，重视"天人合一"，积累了丰富的摄生防病经验，不仅众多大型方书中多有记载，甚至《诸病源候论》的"不载方药、专载养生方导引法"更具特色。这些经验不仅适用于医疗资源缺乏的年代，针对现代疾病也具有重要的实用价值和指导意义。然而在全球经济发展、科学技术普及、世界文化大融合的背景下，中医学同中国传统文化的继承无疑存在着巨大挑战。许多中医学独特的养生观念和有效手段被忽视，甚至面临失传的危险。因此，我们开展糖尿病教育在重视现代医学知识的同时，也应重视中医科普工作，努力在人群中宣传糖尿病中医药防治知识，以保证人们在实际生活中提高糖尿病的防病意识，更好地配合治疗。

二、欲病救萌，重视糖尿病前期的治疗

健康与疾病之间实际上存在一个"病前状态"，一种欲病未病的阶段，可以称为"亚健康"或"亚疾病状态"。对于糖尿病来说，糖尿病前期就是所谓的糖耐量受损和空腹血糖受损。《素问·八正神明论》云："上工救其萌芽。"强调在疾病初萌阶段就应该积极治疗，以防止病情进展。而且大凡疾病的发生都有一个病位由浅至深、病情由轻到重的过程。在疾病初期，一般病位较浅，对正气的损害也不甚严重，所以早期治疗多比较容易取效。正如《备急千金要方·卷九》所云："若时气不和，当自戒谨。若小有不和，即须治疗，寻其邪由及在腠理，以时早治，鲜有不愈者。患人忍之数日乃说，邪气入脏则难可制止，

虽和缓亦无能为力也。"

对于IGT和无症状2型糖尿病患者来说，也应采取早期干预治疗措施，以减少糖尿病发病率和糖尿病并发症的发病风险。首先要注意中医养生法，其次应进行药物干预治疗。临床观察发现：消渴病多起病隐匿，初期"三多"症状不显著，但通过多种现代检查手段可发现IGT和无症状2型糖尿病。这时的预防治疗应遵循"但见一症便是"的原则，认识消渴病"内热伤阴耗气"的基本病机，采用清热养阴益气的基本治法，根据辨证论治原则，配合益气固脱、活血化瘀、化痰利湿等治法。解放军总医院的郝爱真主任医师曾用消渴化瘀片干预治疗糖耐量减低，结果显示，服用消渴化瘀片的治疗组比单纯饮食、运动的干预对照组效果要好，发展为2型糖尿病的比例明显降低，具有良好的临床治疗效果。

三、既病防变、变成防衰，积极预防和治疗糖尿病并发症

消渴病久，脏腑气血经络的功能失调，可导致各种并发症。《素问·通评虚实论》云："凡治消瘅、仆击、偏枯、痿厥，气满发逆，肥贵人则膏粱之疾也。"此处的仆击、偏枯当是瘀阻脑络的中风、偏瘫，痿厥应为瘀阻脉络的周围神经血管病变，气满发逆似是瘀阻心脉的胸痹。消渴病日久，患者常气阴两虚，气虚无力推动血行，阴虚津枯血燥，致血行不畅，甚至形成血瘀。瘀阻心脉，可致胸痹、心痛；瘀阻脑络，可致中风、偏瘫；瘀阻肢体，可致麻木不仁或疼痛的痿痹；瘀阻肢端，可致脱骨疽。故消渴病在药物治疗、饮食控制、适度运动等综合治疗控制血糖的同时，还应及时采取中医药干预，积极应用中医活血化瘀法等，防患于未然，或"先安未受邪之地"，防止并发症的发生。《刘河间三消论》指出："治消渴者，补肾水阴寒之虚，而泻心火阳热之实，除肠胃燥热之甚，济人身津液之衰，使道路散而不结，津液生而不枯，气血和而不涩，则病自已矣。"所以在糖尿病临床期尚无并发症时，益气养阴的同时，应注意适当应用通法，不可纯补。唐容川在《血证论》

中云："瘀血在里，则口渴，所以然者，血与气本不相离，内有瘀血，故气不得通，不能载津上升，是以发渴，名曰血渴，瘀血去则不渴矣。"消渴日久，常存在血瘀，往往是导致糖尿病血管神经并发症的主要原因。因此，有学者认为，即使糖尿病早期，还没有明显瘀血证候时，也应在辨证论治的基础上，适当加用活血化瘀药物，预防瘀血证的发生。有报道显示，糖尿病性心功能异常患者，用益气养阴、清热消瘀法治疗后，心脏功能的各项指标均接近或达到正常值，糖尿病症状得到进一步改善。提示益气活血法能改善心脏的舒张功能。孙思邈针对预防糖尿病皮肤感染提出："凡消渴之人，愈与未愈常须思虑有大痈……当预备痈药以防之。"提示中医很早就提出应重视糖尿病并发症的预防。即使是已出现并发症者，应积极采取中医药干预措施，防治糖尿病并发症的病理进程，降低因糖尿病心、脑、肾、视网膜、足等并发症导致的病死率与致残率。此依然是中医学"治未病"精神的反映。

第二节 糖尿病分期分型辨证方法

吕仁和教授基于《黄帝内经》的有关论述，提出了糖尿病分期辨证的观点，并进一步创立了糖尿病分期分型辨证的方法。吕仁和教授认为：应根据糖尿病及其并发症不同阶段的病机特点，把糖尿病分为糖尿病前期、糖尿病临床期和并发症期，并在分期的基础上进行辨证治疗。

一、糖尿病前期（脾瘅期）

1. 阴虚肝旺

临床表现：食欲旺盛，怕热汗多，便干尿黄，口苦咽干，急躁易怒，舌红、苔黄，脉弦细数。

治法：养阴柔肝，行气清热。

方药：养阴柔肝汤（验方）化裁。

生地黄 20g，玄参 10g，麦冬 10g，赤芍 15g，白芍 15g，首乌 10g，丹参 20g，枳壳 10g，枳实 10g，黄连 10g，栀子 10g。每日 1 剂，水煎，分 2 次服。

临床应用：此乃胃热导致阴伤，阴虚更易气郁，气郁化热所致。大便常干者，可加熟大黄等。

2. 阴虚阳亢

主症：饮食多，怕热喜凉，急躁易怒，便干尿黄，头晕目眩，舌暗红、苔黄，脉弦。血压偏高。

治法：滋阴潜阳，少佐清热。

方药：滋阴潜阳汤（验方）加减。

生地黄 30g，玄参 15g，麦冬 10g，首乌 15g，生石决明 30g，珍珠母 30g，牛膝 20g，黄芩 10g，黄柏 6g，葛根 10g，天花粉 20g。每日 1 剂，水煎，分 2 次服。

临床应用：此类患者多素体阴虚阳亢，阴虚不能制阳，多见血压高。大便干结者，可配用通便止消丸或加熟大黄等。血压高明显者，可配合西药降血压药物。

3. 气阴两虚

主症：疲乏无力，不耐劳作，怕热自汗或盗汗，时而烦热，便干尿黄，舌胖暗红、苔粗薄黄，脉细无力。

治法：益气养阴，活血清热。

方药：益气养阴汤（验方）化裁。

沙参 15g，黄精 20g，生地黄 20g，赤芍 15g，地骨皮 30g，首乌藤 20g，黄连 8g。每日 1 剂，水煎，分 2 次服。

临床应用：患者多素体气阴两虚，大便干结，治当清泄热结，可加用大黄等。

二、临床期糖尿病（消渴期）

1. 阴虚燥热

主症：常见症状加便干尿黄，鼻干少涕，多尿，多食易饥，目干少泪，咳嗽少痰，舌红有裂、苔黄粗糙，脉象细数。

治法：滋阴润燥，清热生津。

方药：滋阴润燥汤（验方）加味。

沙参15g，生地黄30g，玄参20g，玉竹15g，枸杞子10g，石斛20g，生石膏30g（先煎），知母10g。每日1剂，水煎，分2次服。

临床应用：此乃阴虚内热化燥，进一步伤阴耗气，可见疲乏无力、体重下降。兼气虚者，益气养阴；大便干结者，加生大黄10g（后下），玄明粉3g（分冲），通便作用甚佳。

2. 肝郁化热

主症：常见症状加胸闷太息，胸胁苦满，口苦咽干，急躁易怒，舌瘦暗红、舌苔薄黄，脉弦细数。

治法：疏肝清热。

方药：疏肝清热汤（验方）化裁。

柴胡10g，黄芩10g，黄连10g，厚朴10g，枳壳10g，枳实10g，赤芍20g，白芍20g，天花粉20g，葛根10g，玄参20g，生大黄8g（另包后下）。每日1剂，水煎，分2次服。

临床应用：此证乃素体阴虚肝旺，加之情志郁结所致，治以清解郁热为主，一般不可过用滋腻之药，此为四逆散加清热药而成。

3. 二阳结热（胃肠结热）

主症：常见消谷善饥，大便干燥，舌红、苔黄厚，脉洪而数。

治法：清泄胃肠，兼顾气阴。

方药：清疏二阳汤加味。

生大黄 10g（后下），黄连 10g，黄芩 10g，柴胡 10g，枳壳 10g，枳实 10g，厚朴 10g，玄明粉 3g（分冲），赤芍 20g，白芍 20g，生地黄 15g，玄参 20g，竹茹 20g。每日 1 剂，水煎，分 2 次服。

4. 肺胃实热

主症：除常见症状外，表现突出的是烦渴喜凉。

治法：清泻实热，生津止渴。

方药：肃降肺胃汤（验方）加减。

沙参 20g，麦冬 10g，天冬 10g，生石膏 30g（先煎），寒水石 30g（先煎），葛根 10g，天花粉 30g。每日 1 剂，水煎，分 2 次服。

临床应用：大便干结者，可加用生大黄 10g，玄明粉 3g（分冲），大便则通。此为寒凉之剂，不可过用、久用。

5. 湿热困脾

主症：常见症状加胸脘腹胀，纳后饱胀，肌肉酸胀，四肢沉重，舌质嫩红、舌苔黄腻，脉象滑数。

治法：清化湿热，理气健脾。

方药：清化湿热汤（验方），或四妙清利汤化裁。

苍术 10g，黄连 10g，黄芩 10g，生甘草 6g。每日 1 剂，水煎，分 2 次服。

临床应用：素体脾虚体质，常有湿热内蕴中焦证候，可用清化湿热汤。四妙清利汤则药用苍术 10g，黄柏 10g，薏苡仁 10g，牛膝 20g，葛根 10g，主要适用于湿热下注之证。大便干结者，可加番泻叶后下。

加减：

肝胆湿热表现为黄疸者，加茵陈 30g，栀子 10g，大黄 10g（后下），清化湿热，疏利肝胆。

病在肾与膀胱，可加石韦 30g，连翘 30g，土茯苓 30g，白木通 3g，甘草 3g，以清利湿热。

病在大肠，加木香 10g，焦槟榔 6g，黄芩 6g，调理大肠气机。

妇科疾病，加苦参 20g，萆薢 20g，连翘 20g，黄柏 15g，车前子 15g（包煎）。

病在外阴，可用湿痒清洗汤（验方）：苦参 30g，蛇床子 30g，地肤子 30g，白鲜皮 30g，芒硝 30g，共装布袋内，煮开后熏洗热敷。每日 2～3 次，用数次可愈。

湿热伤筋，加狗脊 15g，续断 15g，秦艽 15g，刺猬皮 10g；转筋者重用木瓜 30g，大青叶 30g 等。

6. 肺热化毒

主症：常见症状加发热恶寒，胸闷咳嗽，痰黄黏稠，肢体酸痛，头晕头痛，便干尿黄，舌红、苔黄，脉象浮数。

治法：清宣肺气，生津解毒。

方药：清宣肺气汤（验方）化裁。

桑白皮 10g，黄芩 10g，桃仁 10g，杏仁 10g，桔梗 6g，甘草 3g，沙参 20g，葛根 10g，天花粉 20g，黄连 10g，金银花 30g，连翘 30g，鱼腥草 30g。每日 1 剂，水煎，分 2 次服。

临床应用：素体阴虚，外受风寒，郁而化热，热而生毒，则成本证。病在肺卫，治疗重在清宣。

7. 气阴虚损，经脉失养

主症：常见症状加神疲乏力，肢体酸痛，舌质暗红，脉细弦数。

治法：益气养阴，通经活血。

方药：益气养阴通活汤（验方）化裁。

黄精 20g，生地黄 30g，山茱萸 10g，猪苓 20g，泽泻 10g，鸡血藤 20g，黄连 6g。每日 1 剂，水煎，分 2 次服。

临床应用：本证多见于气阴素虚，内热伤气，可成气阴虚损，无力滋养经脉，气血不活之证。治疗一方面益气养阴，一方面通经活血，兼以清利。

三、糖尿病并发症期（消瘅期）

糖尿病发展至并发症阶段，可出现心、脑、肾、眼底、足等多种血管神经并发症，常为多种并发症并存的局面，或以一种并发症为主，同时兼有另一种或几种并发症。其证型、证候复杂多样，主要为以下三种。

1. 气阴两虚，痰热瘀结

治法：益气养阴，化瘀散结。

2. 痰瘀互结，阴损及阳

治法：化痰活血，调补阴阳。

3. 气血阴阳俱虚，痰湿瘀郁互结

治法：调补气血阴阳，行气活血化痰。

临床当根据具体情况，进一步进行分期分型辨证治疗。

附 消渴病中医分期辨证标准

吕仁和教授为了便于糖尿病临床诊治，吸取中西医之长，汇聚学会专家的集体智慧，提出临床实用的消渴病（糖尿病）中医分期辨证标准，即三期辨证标准。本标准已由中华中医药学会内科学会消渴病（糖尿病）专业委员会第三次大会（1992年5月18日山东明水）通过。

1）一期：消渴病（糖尿病）隐匿期

临床特征：①多为肥胖形体，体质尚壮，食欲旺盛，耐久力有所减退，舌红，脉数。②血糖偏高，常无尿糖，应激状态下血糖明显升高，出现尿糖。血脂多数偏高（胆固醇、甘油三酯，其中一项高即是）。

病机特点与证候：阴虚为主，常见以下三种证候：①阴虚肝旺：

食欲旺盛，便干尿黄，急躁易怒，舌红、苔黄，脉弦细数。②阴虚阳亢：阴虚加头晕目眩。③气阴两虚：气虚加阴虚。

2）二期：消渴病（糖尿病）期

临床特征：①常有多尿，多饮，多食，消瘦，疲乏，怕热喜凉，口舌咽干，尿黄便干，舌红、苔黄，脉数。②血糖、糖基化血红蛋白、尿糖均高，血脂偏高。

病机特点与证候：阴虚化热为主。常见以下5种证候：①胃肠结热：大便干结，消谷善饥，口咽干燥，多饮多尿，怕热喜凉，舌红、苔黄，脉数有力。②湿热困脾：胸脘腹胀，纳后饱满，渴不多饮，肌肉酸胀，四肢沉重，舌胖嫩红、苔黄厚腻，脉滑数。③肝郁化热：胸胁苦满，急躁易怒，常有太息，口苦咽干，头晕目眩，易于疲乏，舌质红、舌苔薄黄，脉沉弦。④燥热伤阴：口咽干燥，多饮多尿，大便干结，怕热喜凉，舌红有裂、舌苔糙黄，脉细数。⑤气阴两伤，经脉失养：气虚＋阴虚＋肢体酸软，不耐劳作。

3）三期：消渴病（糖尿病）并发症期

由于个体差异，并发症的发生不完全相同，三期又可分为早、中、晚期，但总体上以全身病变及主要脏器的损害程度分辨。

（1）早期。

主要病机：气阴两虚，经脉不和。

临床特征：气阴两虚加腰背或肢体酸疼，或有胸闷、心悸、心痛、记忆力减退、头晕、视力减退、手足麻痛、性功能减退等，但其功能仍可代偿，即维持原有的工作和生活。

（2）中期。

主要病机：痰瘀互结，阴损及阳。

临床特征：神疲乏力，胸闷心悸，咳有黏痰，心悸气短，头晕目眩，记忆力减退，下肢浮肿，手足发凉，口唇舌暗，脉弱等。如视网膜病变进入Ⅲ~Ⅳ期，冠心病心绞痛频发。肾功能失代偿致血色素下降，肌酐、尿素氮升高。脑血管病致脑供血不全而眩晕，记忆力减退不能正常工作。因神经疼痛，血管坏疽，肌肉萎缩致不能正常生活和工作。

（3）晚期。

主要病机：气血阴阳俱虚，痰湿瘀互结。

临床特征：在三中期基础上发展成肢体残废，脏器严重受损甚至危及生命。如冠心病发展为心肌梗死、严重的心律失常、心力衰竭；肾功能衰竭尿毒症期；视网膜病变Ⅲ～Ⅳ期；脑血栓形成或脑出血等。

第三节　辨治糖尿病验案

一、益气养阴、清泻结热法治疗代谢综合征案

刘某，男，46岁。住河北省保定市白沟。

初诊日期：2005年12月9日。

主诉：腰痛伴双下肢水肿半年。

病史：近半年来无明显诱因自觉腰痛，全身乏力，伴口干多饮，小便短少，双下肢轻度浮肿，为求系统诊治而来我院。

刻下症：腰酸乏力，下肢浮肿，纳呆，口干多饮，尿频色黄，大便干、2～3日一行。

既往史：高血压病、高脂血症2年。

体格检查：身高182cm，体重125kg，BMI 37.7kg/m^2，血压140/90mmHg（1mmHg=133Pa），心肺阴性，腹部膨隆，双肾区无叩击痛，双下肢轻度浮肿。舌质红、舌苔黄腻，脉象滑数。

理化检查：空腹血糖16.8mmol/L，血UA 416mmol/L，尿常规无异常。ALT 69IU/L，TG 3.25mmol/L，LDL 4.3mmol/L。肾SECT：左肾18mL/min，右肾30.7mL/min。

西医诊断：代谢综合征（高体重、高血糖、高血压、高脂血症、

高尿酸血症）。

中医诊断：脾瘅。

辨证：气阴亏虚，胃肠结热。

治法：益气养阴，清泻结热。

方药：三石汤加减。

处方：生石膏 50g，寒水石 50g，知母 15g，党参 30g，葛根 30g，天花粉 30g，泽泻 30g，泽兰 30g，车前子 30g（另包），女贞子 30g，茵陈 30g，生甘草 15g。14 剂，每日 1 剂，水煎服。

调护：畅情志，戒烟酒，严格控制饮食，少食肉。密切监测尿糖。

二诊：服药后腰酸乏力减轻，大便畅行，舌质淡红、舌苔薄白腻，脉细。查空腹血糖 12.5mmol/L，UA 491mmol/L，ALT 72IU/L，TG 1.93mmol/L，LDL 4.0mmol/L。效果明显，调整原方案为滋阴清热、活血通络散结，以保肾元。

处方：桑寄生 30g，桑枝 30g，桑叶 10g，夏枯草 10g，牛蒡子 20g，女贞子 20g，车前子 30g（包煎），生甘草 10g，川芎 30g，红花 10g，桃仁 10g，水红花子 10g，丝瓜络 10g，川牛膝 20g，炒苍术 10g，元参 15g。

按：代谢综合征即胰岛素抵抗综合征，近年来日益受到医学界重视。临床常表现为高体重、高血压、高脂血症、高血糖、冠心病、脂肪肝、尿微量白蛋白阳性、高尿酸血症等，实际上皆以肥胖、胰岛素抵抗为发病基础，中医病位以肝、肾、脾、胃为主。此例患者即表现为高体重、高血糖、高血压、高脂血症、高尿酸血症，而且已损及肾脏，症状可见腰酸乏力，下肢浮肿，纳呆，口干多饮，尿频色黄，大便干、2 ~ 3 日一行，是胃肠结热伤及脾肾气阴，故治以益气养阴、清泻结热为法。

二、补肾滋阴、清热利湿、化瘀通络法治疗代谢综合征案

王某，女，40 岁，住北京市大兴区。

初诊日期：2005 年 12 月 19 日。

主诉：口干、腰酸乏力 6 年。

病史：6 年前，患者即出现口干、腰酸乏力症状，曾因腹痛就诊，发现尿有酮体，检查血糖 20.0mmol/L，经服药，血糖得以控制。

刻下症：双眼昏花，口干，牙龈反复肿痛、出血，纳食控制，二便可，睡眠每日 6 小时，有时心悸。

既往史：高血脂 6 年，高血压 1 年。

个人史：嗜烟酒数年，已戒烟半年。

诊查：血压 140/100mmHg，BMI 24.22kg/m^2。舌苔黄腻、舌体胖，脉沉弦。

理化检查：血 GLU 7.0mmol/L，TC 9.5mmol/L，TG 27mmol/L。

西医诊断：2 型糖尿病，高脂血症，高血压病。

中医诊断：消渴病（湿热阻络，阴亏血瘀）。

辨证：肾阴亏虚，湿热瘀阻。

治法：补肾滋阴，清热利湿，化瘀通络。

处方：狗脊 10g，川续断 10g，川牛膝 20g，木瓜 20g，刺猬皮 10g，蜈蚣 3 条，丹参 15g，牡丹皮 15g，茵陈 30g，巴戟天 10g，生甘草 10g，车前子 30g，女贞子 30g。7 剂，每日 1 剂，水煎服。

调护：控制饮食，适当运动，保持心情舒畅。

二诊：服药近月，患者感觉良好，口干、眼花诸症均减，舌苔黄腻、舌体胖，脉沉弦。复查血 GLU 12.9mmol/L，TC 7.00mmol/L，TG 7.40mmol/L（0.48 ~ 1.82）。病机如前，原方减车前子、女贞子，加苍术、元参以降血糖。

处方：狗脊 10g，川续断 10g，川牛膝 20g，木瓜 20g，刺猬皮 10g，蜈蚣 3 条，丹参、牡丹皮各 15g，茵陈 30g，巴戟天 10g，生甘草 10g，苍术 10g，元参 30g。14 剂，每日 1 剂，水煎服。

按：高血糖、高血压、高血脂可谓姊妹病，临床常同时存在，具有共同的发病基础，皆是代谢综合征的重要组成部分。中医学认为，多"数食甘美而多肥"，多见于肥胖之人，嗜食膏粱厚味，可内生湿热，湿热伤阴耗气，可转为消渴，湿热阻滞气血，进一步还可能发生胸痹心痛、中风等多种并发症。所以治疗当重视湿热、瘀血等标实证。此例即高血糖、高血压、高血脂并见者，吕仁和教授在补肾的同时，选用清热利湿、化瘀通络之剂，所以取得了较好疗效。二诊血糖、甘油三酯等生化指标明显降低。

三、滋阴清热、活血通络法治疗糖尿病腰痛案

王某，男，45 岁，住北京市朝阳区三里屯。

初诊日期：2005 年 12 月 27 日。

主诉：口干易饥，伴右侧腰痛反复发作 1 年余。

病史：1 年前，不明原因出现口干易饥，伴右侧腰部酸痛。尿常规：尿糖（++），潜血（++ ~ +++），平时未予特殊治疗，近期自觉症状转甚，特求诊于我院。

刻下症：右侧腰部酸痛，双目昏花，小便色黄，尿频，口干易饥，睡眠差，大便略干、1 ~ 2 天 1 次。

既往史：高血压病史 20 余年，平时服贝那普利、拜新同片控制血压，现血压控制在（140 ~ 120）/（95 ~ 80）mmHg，嗜酒 20 余年。

诊查：体温 36℃，血压 130/80mmHg，心率 80 次 / 分，呼吸 19 次 / 分，身高 180cm，体重 100kg，BMI 30.84kg/m^2。眼周色黑，口周青黑。舌体淡胖、舌质红、舌苔中部黄腻，偏干。脉数。餐后 2 小时血糖 16.7mmol/L，尿糖（++++），潜血（+）。

西医诊断：2 型糖尿病；高血压病。

中医诊断：消渴病（阴虚内热，瘀血阻络）。

治法：滋阴清热，活血通络。

处方：肥玉竹 30g，肥知母 10g，黄连 10g，桑枝 30g，葛根 10g，

牡丹皮 15g，丹参 15g，赤芍 15g，白芍 15g，川牛膝 30g，决明子 30g，三七粉 3g（冲）。14 剂，每日 1 剂，水煎服。

调护：清淡饮食，适当运动，保持心情舒畅。

二诊：腰痛消失，小便调，无明显不适症状。检查 GFR 90mL/min，空腹血糖 7.5mmol/L，餐后 2 小时血糖 10.7mmol/L。效不更方，继用原方出入。

处方：木香 10g，牛蒡子 10g，肥玉竹 30g，肥知母 10g，黄连 10g，桑枝 30g，葛根 10g，牡丹皮 15g，丹参 15g，赤芍 15g，白芍 15g，川牛膝 30g，决明子 30g，三七粉 3g（冲）。14 剂，每日 1 剂，水煎服。以巩固疗效。

按：中医病因学自古就非常重视过嗜醇酒厚味的危害。因为醇酒过用可内生湿热，湿热进一步伤阴耗气，成为引起糖尿病的常见病因。此例患者为中年男性，长期嗜好烟酒厚味。内热不仅可以伤阴，更可阻滞气血而为瘀血。所以治疗当谨守病机，应用滋阴清热、活血化瘀中药，配合饮食、运动等基础治疗，取得了理想效果，患者血糖水平较初诊明显控制，症状也大为改善。

四、滋阴益气、益肾养心、行气活血法治疗糖尿病案

赵某，男，55 岁。报社职工。

初诊日期：2006 年 2 月 10 日。

主诉：发现乏力、口渴 10 年。

病史：1996 年，患者无明显原因发现乏力、口渴，检查发现血糖升高，具体不详。予拜糖平 50mg，1 日 3 次；格华止 0.5g，1 日 3 次，控制血糖，病情时轻时重。

刻下症：腰酸乏力，目胀，咽干，有时胸闷疼痛，食欲好，睡眠可，小便调，大便稀。

既往史：高血压病 3 年，服蒙诺 10mg，1 日 1 次；拜新同 30mg，1 日 1 次，血压控制满意；有心前区不适病史 1 年，曾在阜外医院就诊，怀疑冠心病。血压 140/80mmHg。舌红暗、苔白腻，脉弦。空腹血糖 6.5mmol/L，糖化血红蛋白 6.5%。

西医诊断：糖尿病 2 型，冠心病？

中医诊断：消渴病（气阴不足，气滞血瘀）。

治法：滋阴益气，益肾养心，行气活血。

处方：山茱萸 15g，枸杞子 10g，红景天 15g，香橼 10g，佛手 10g，牡丹皮 15g，丹参 15g，赤芍 15g，白芍 15g，川芎 20g，牛膝 20g，山楂 10g，甘草 6g，麦冬 10g，葛根 10g，太子参 20g。14 剂，每日 1 剂，水煎服。

二诊：未至。

按：糖尿病中医辨证以气阴两虚证最为多见，原因是因消渴病内热伤阴耗气使然，以久病入络，或加以情绪波动，兼血瘀气滞者，非常多见。如糖尿病并发冠心病者，血瘀气滞证尤为多见。所以治疗在益气养阴的同时，可配合活血行气治法。吕仁和教授治疗糖尿病并发冠心病非常喜用牡丹皮和丹参、香橼和佛手、赤芍和白芍等对药，气血同调。

五、补肾疏肝、活血通络法治疗糖尿病（消瘅期）案

刘某，男，50 岁，住哈尔滨市南岗区华山路 19 号。

初诊时间：2005 年 12 月 28 日。

主诉：发现血糖升高 7 年，伴体重减轻 4 年。

病史：患者 7 年前发现血糖升高（具体不详），曾诊为 2 型糖尿病。近 4 年来体重由 98kg 减至 80kg，饮食控制不佳，自服诺和龙、格华止等控制血糖，空腹血糖控制在 10mmol/L 左右，餐后 2 小时血糖控制在

16 ～ 17mmol/L。

刻下症：体形消瘦，易疲乏，视物模糊，睡眠尚可，小便尚调，大便稍稀。

既往史：有高脂血症、脂肪肝病史 10 余年。面色黯淡，口唇紫暗，肝掌。舌质暗、舌苔腻。脉弦。空腹血糖 10mmol/L，餐后 2 小时血糖 16 ～ 17mmol/L，尿 GLU（++++），尿微量白蛋白（+）。

西医诊断：2 型糖尿病，糖尿病视网膜病变，糖尿病肾病，高脂血症，脂肪肝。

中医诊断：消渴病（消瘅期）。肝肾亏虚，气血郁阻，经脉不通。

治法：补肾疏肝，活血通络。

处方：狗脊 10g，川续断 10g，川牛膝 30g，杜仲 10g，柴胡 10g，赤芍 30g，白芍 30g，牡丹皮 15g，丹参 15g，生甘草 10g，牛蒡子 10g，葛根 10g。14 剂，每日 1 剂，水煎服。

调护：适量运动；少吃肉和甜食，多吃蔬菜，戒烟酒，调畅情志。

二诊：药后疲劳感减轻，体重未再下降，梦多，舌暗，舌苔白粗，脉象沉弦。考虑仍肝肾不足，虚火扰心，治以调补肝肾，兼宁心安神。原方加珍珠粉宁心安神。

患者坚持服药，病情渐趋平稳。

按：吕仁和教授论治糖尿病及其并发症主张分期辨证，认为《黄帝内经》对糖尿病不同阶段的临床表现与病机论之甚详。脾瘅相当于西医学的糖尿病前期，即空腹血糖受损和糖耐量受损，消渴期相当于临床糖尿病阶段，消瘅期相当于糖尿病并发症阶段。此例糖尿病并发症患者，糖尿病并发视网膜病变、糖尿病肾病等，吕仁和教授谓之消瘅，以其存在肾虚肝郁、血脉瘀阻病机，治以补肾疏肝、活血通络之剂而安。

第三章

糖尿病及其并发症防治的"二五八六三方案"

糖尿病具有发病率高、并发症多、病因复杂、根治困难的特点，所以单纯的应用一方一药就想根治糖尿病及其多种并发症是不现实的。所以吕仁和教授在具体制定糖尿病及其并发症的诊疗方案之时，主张遵循"古为今用、洋为中用""与时俱进、开拓创新"的原则，着眼于患者的长远利益，重视整体认识疾病和评价疗效，综合治疗，并在长期的临床实践中，总结出了一套防治糖尿病及其并发症的综合方案，多年来经临床应用，证明该方案简单明了，切合实用。被广大糖尿病患者所推崇，并被中、日、韩多家媒体报道，在国内外具有很大的影响。

第一节 "二"——两个治疗目标

"健康、长寿"是糖尿病患者应该追求的最终目标。糖尿病是一种终身性疾病，"治愈"不易。但如果早发现、早治疗，特别是一旦找到有效的治疗规律后坚持治疗，仍然可以和正常人一样健康地生活，享受正常人的寿命。因此，吕仁和教授告诉糖尿病患者将"健康、长寿"作为治疗的两个目标。说穿了就是改善患者症状，提高患者生存质量；减少、延缓糖尿病并发症的发生发展。糖尿病及其并发症防治目标，就是要努力控制好糖尿病，让患者不发生、少发生并发症，降低糖尿病并发症致死率、致残率，不但要让糖尿病患者能够长期存活，而且还要相对健康的生活。

在中国，古人对"健康"的理解是：体壮为健，心怡为康。

世界卫生组织曾给出关于"健康"的定义：健康不仅是免于疾病

或羸弱，更是保持体格、精神与社会适应方面的健康状态。虽然诸多概念存在争议，但现在全世界普遍认为"健康"应分为四个维度。

（1）身体健康：指人体生理上的健康。

（2）心理健康：一般有三个方面的标准：①具备完整的人格，自我感觉良好，情绪稳定，积极情绪多于消极情绪，有较好的自控能力，能保持心理上的平衡，有自尊、自爱、自信心及自知之明。②在自身所处的环境中具有充分的安全感，能保持正常的人际关系，能受到别人的欢迎和信任。③对未来有明确的生活目标，能切实地、不断地进取，有理想和事业的追求。

（3）社会适应良好：指一个人的心理活动和行为能适应当时复杂的环境变化，被他人理解，被大家接受。

（4）道德健康：最主要的是不以损害他人利益来满足自己的需要，有辨别真伪、善恶、荣辱、美丑等是非观念，能按照社会行为规范约束、支配自己的行为，能为他人的幸福做出贡献。

糖尿病患者的健康问题主要为两个方面：第一，躯体上的病生理改变。由胰岛素分泌缺乏及（或）作用障碍引起糖、脂肪、蛋白质等代谢紊乱，主要表现为慢性高血糖，或伴有多尿、多饮、多食、体重减轻等症状，随着病程进展，还可能出现多种慢性血管神经并发症，引起组织器官损害，或因血糖波动出现危及生命的急性并发症。第二，心理健康问题。许多研究均表明，糖尿病可能导致一系列相关心理健康问题。有调查显示，糖尿病患者的心理障碍高达 30% ~ 50%。初诊糖尿病的患者，常担心糖尿病不可根治，不能正确面对疾病，或自觉异于健康人，从而出现躯体化、强迫症状、焦虑、抑郁、人际关系敏感等问题；而病程较长的患者，因疾病的长期困扰，并发症的出现，焦虑、抑郁进一步加重，甚至可出现恐惧、偏执等心理问题。在身体健康上，目前可通过医学手段达到指标正常，通过控制血糖减轻临床症状，延缓并发症的出现；而在其他三个维度上，糖尿病患者应着重努力，与医生互相配合，必要时可以接受专业的心理治疗，以改善自身偏差认知与不良情绪，恢复自信，有意识地实现心理社会适应性和道德的健康。而此三方面的健康又反过来对糖尿病的控制起正向作用，促进身体的健康。因此，糖尿病患者完全可以通过正确的医学干预达到健康的标准，同时相较于普通人，更有可能成为完善健康标准和道德目标的追求者和实现者。从这个意思上看，糖尿病是福祸相依，它如同身边的一位诤友，时刻提醒患者去实现身心健康，感悟健康的意义和生存的价值。

第二节 "五"——五项观察指标

血糖、血脂、血压、体重和症状是糖尿病患者应当检测并重视的观察指标。若要让糖尿病患者达到健康、长寿的防治目标，就应该做到血糖、血脂、血压平稳减低，并让体重达到或接近标准。

1. 血糖

争取把空腹血糖控制在 7mmol/L、6mmol/L、5mmol/L 以下，餐后 2 小时血糖控制在 10mmol/L、9mmol/L、8mmol/L 以下，糖化血红蛋白控制在 8%、7%、6% 以下，分别称为差、良、优。

2. 血脂

甘油三酯、总胆固醇、低密度脂蛋白在正常范围以内，脂肪肝治愈。

3. 血压

血压控制在 140/90mmHg 以下。

4. 体重

争取进入正常体重范围内，体重是衡量健康状况很重要的指标之一。如何判断体重呢？简单讲：标准体重（S）= 身高（cm）–105。体重的判断具体为：正常体重（S）：不＞ 10%S，也不＜ 10%S；丰满＞ S+10%S；肥胖＞ S+20%S；苗条＜ S–10%S；消瘦＜ S–20%S。

5. 症状

①口干、多饮多尿、大便干燥、疲乏无力、体重下降、失眠多梦、心烦急躁、怕热汗多等，多因高血糖导致的神经功能紊乱引起。②视力下降、视物模糊、视野中出现黑点、尿中出现蛋白等，常是糖尿病并发的微血管病变。③头晕、头胀、记忆力减退等，应排除脑血管病变。④胸闷憋气、心悸气短等，应排除心血管病变。⑤糖尿病患者的皮肤、五官、脏腑感染。⑥糖尿病患者皮肤瘙痒，特别是二阴及易出汗的部位，应用外洗加内服药治疗。⑦头晕、头痛乃至昏迷等。急性高血糖引起的高渗综合征、酮症酸中毒和低血糖引起的酮症。总之，对糖尿病人的症状，既要整体考虑，又要抓住重点；既要积极，又要稳妥，特别是糖尿病急性并发症的处理应予足够的重视。

吕仁和教授明确提出，对这5种指标应具有全局观念，不可为了使血糖降低，少吃粮食，只喝牛奶，吃鸡蛋、鸡鸭鱼肉，导致血糖降低而血脂增高，要保持合理均衡膳食，做到血糖、血脂、血压平稳减低，体重达到或接近标准。出现临床症状或指标有所波动时，要努力寻找产生的原因，以便及时解除。

此5种指标通过对糖尿病患者血糖、血脂、血压、体重、症状的全面、系统、整体地观察，监测糖尿病慢性并发症的发生、发展，从而采取相应的防治措施，以保证糖尿病患者健康、长寿。

第三节　"八"——八项治疗措施

吕仁和教授提出的糖尿病及其并发症防治"二五八方案"的

"八"，是八项治疗措施，具体包括三项基础治疗措施和五项选择性治疗措施。

一、三项基本治疗措施

1. 辨证施膳

用膳基本原则是使体重向标准方向发展。计算标准体重和判断体型，根据标准体重和劳动强度选择每日热量供应量。体重偏胖者应选用低限千卡（1kcal=4.184kJ）值计算总热量，使体重缓慢下降；偏瘦者应选用高限千卡值计算总热量，使体重缓慢上升。糖应占总热卡的 45% ~ 65%，偏胖者选高限，偏瘦者应选用低限；蛋白质一般在 0.8 ~ 1.2g/（kg·d），偏胖者选低限，偏瘦者应选用高限；脂肪的供给量：克数 =[总热量 –（P+C）× 4] ÷ 9 [注：1g C（碳水化合物）产生 4kcal 热量；1g P（蛋白质）产生 4kcal 热量；1g A（脂肪）产生 9kcal 热量]。三餐一般按照早1/5、中2/5、晚2/5分配，也可根据自己的生活习惯分配。有烟酒嗜好的应该逐渐戒除。在此基础上，根据中医辨证论治的特点，可以相应地进行辨证用膳。

1）辨证候选膳

（1）二阳结热：带皮或不带皮三合一窝头，发面、不发面均可，可做成粥食用。芹菜、菠菜、苦瓜、南瓜、胡萝卜、水萝卜、白萝卜等，选2 ~ 3种，或蒸或煮，可做成菜团子，也可做包子、饺子，以解饥通便，清泻二阳。

（2）脾胃湿热：薏苡仁粥；白萝卜、茴香、冬瓜、大萝卜加少量韭菜或青蒜做馅，做成包子或饺子；炒苦瓜、炒冬瓜、炒蒜苗等。

（3）食积痰热：白萝卜粥加生姜、花椒，冬瓜汤加香菜、葱花、生姜。

（4）酒毒所伤：白萝卜、水萝卜拌洋葱头；醋拌菜，可以边吃菜，边呷 1 ~ 2 口醋。

吕仁和糖尿病诊治经验及医案集

（5）肺胃实热：小米绿豆白萝卜粥；绿豆芽拌菠菜，可加粉丝。佐料：米醋、精盐、味精、香油。

（6）气郁化热：白萝卜、水萝卜、韭菜饺子；水泡白萝卜丝；绿豆芽拌粉丝。

（7）热毒所伤：拌绿豆芽；绿豆芽、荠菜、大白菜、水萝卜、白菜做菜，或做成包子、饺子，下面条或随粥一起吃均可。

（8）阴伤燥热：拌水萝卜、苦瓜、芹菜、油菜、黄瓜、生菜、圆白菜、白萝卜，也可做馅，做成包子、饺子或团子吃。

2）辨证型选膳

（1）气阴两虚：豇豆饭，豇豆粥，薏苡仁粥，绿豆大米莲子粥，怀山药；牛奶做成各种奶制品或添加在自己喜欢的食物中食用。

（2）肝肾阴虚：薏苡仁粥，绿豆粥，炒苦瓜、芹菜、白萝卜、水萝卜、绿豆芽，枸杞子；牛奶做成各种奶制品或添加在自己喜欢的食物中食用。

（3）脾肾阳虚：韭菜，蒜苗，小茴香，大白菜，山药，土豆，黄豆芽，胡萝卜。牛奶做成各种奶制品或添加在自己喜欢的食物中食用。

简言之，膳食是糖尿病管理中极其重要的部分。首先，患者根据自己的实际体重和标准体重的差距及活动量确定一日所需的总热量。其次，根据生活条件和习惯，安排餐点的分量和时间。最后，在平衡膳食的基础上，根据体质的寒热虚实选择相应的食物。进餐时做到总量控制，尽量少吃，以不饥饿为度，即每餐只吃七八分饱，以素食为主，其他为辅，营养均衡；进餐时先喝汤、吃青菜，快饱时再吃些主食、肉类。

2. 辨证施动

吕仁和教授认为，运动对糖尿病患者健康、长寿起着特别重要的作用。适当运动可以疏通经络，调气和血，改善血流，强筋壮骨，降低血糖、血脂、血黏度，软化血管，并可调整因血糖高引起的蛋白、脂肪等代谢紊乱，减轻胰岛素抵抗等。除合理饮食外，运动适当是体重趋向正常的第二要素。糖尿病患者应根据基础活动量选择适合自己的运动方式和运动量，特别注意一定要循序渐进。活动量是否适当，要以自己的感受和是否有利于五项指标的改善为标准。运动不适当起不到良好作用，甚至会带来许多不良反应。所以最好在医生指导下逐渐摸索适合自己的病情和体质的运动规律。根据许多患者的运动经验，提出如下意见供参考。

（1）运动时间：每天运动时间争取保证在30～60分钟，可以将整段时间分为3～6节，每节5～15分钟。

（2）运动力度：随着运动的进行，呼吸和心跳逐渐加快，费力感逐渐出现，直到有明显费力感觉，最后到能承受的较大活动量（即休息10分钟可恢复到平常状态）。运动力度应由小变大，由少变多，循序渐进，量力而行。

（3）如何选择运动：①选用能起到锻炼全身筋骨、肌肉和脏器的运动。②只要经过学习就能掌握，需要条件少或不需要条件就能坚持锻炼的运动。③选自己喜欢、需要条件不多并且容易做到的运动。④尽量避免参加有可能传染上某种疾病的运动。⑤争取在卧、坐、站、走、跑、跳式运动中都能找到有利于促进身体健康的运动。

（4）运动强度：①强力运动：很多运动带有竞争性或强制性，如快走、跑步、球类、快速起蹲、快速跳舞等，根据喜好量力选择。适当的强力运动能够强筋壮骨，消耗能量，降低体重，提高健康水平，降低血脂和血糖，疏通经络，调和气血，促进食欲，储备能量，提高免疫功能。但有内脏或重要器官疾病者不宜。②轻缓运动：即可控运动，如调息运动、意念运动、缓慢起蹲、自我按摩、八段锦、五禽戏、太极拳、缓慢跳舞等。另外，双手十指交叉握拳，足趾活动，手腕、足腕活动，伸展运动，挺胸、收腹。这些动作做好了，同样能通经活络，行气活血，调和脏腑，帮助五脏改善生克制化能力，也可提高人体免疫力，促进身体健康。

（5）运动方式：糖尿病患者应根据喜好和条件，选择适合自己的运动方式和运动量，并长期坚持下去。只要用心，卧、坐、行、立中都能找到适合的运动方式。

①卧式运动：深呼吸：取仰卧或左右侧位，单腿或双腿屈曲均可。先呼后吸，有意识地多呼，无意识地吸足。此项运动可以很快地放松全身，解除疲劳，较快进入睡眠状态。胸腹部自我按摩：取仰卧位，左手按摩右侧胸腹部，右手按摩左侧胸腹部，左右手交替按摩胸腹中间部位。按摩时间可长可短，按摩方式注意由上至下，由轻到重，量力而行，以舒适为度。在腹部围绕胃脘部（中脘穴）、肚脐部（神阙穴）及小腹部（关元穴）加大力度，可使胸闷、腹胀、便秘等症状得到改善。上肢和手臂运动：取仰卧位，进行上肢的屈伸和双手十指交叉屈伸。该运动可以增强上肢和手指肌肉活动力，促进血液循环，预防手臂麻木疼痛症状的发生。下肢和脚部运动：取仰卧位，弯曲左腿，右腿小腿肚从上至下敲打左膝盖。然后右腿屈起，做同样运动，每次做数十次到数百次。注意循序渐进，量力而行，不可太急、太猛、太累。尤其刚开始会感觉腿肚子酸痛，逐渐就会感到舒适。敲打累了，伸直双腿，双脚踝左右转动，双脚十趾也相应活动，同时深呼吸。经常进行该项运动，可改善胸腹、腰背及部分内脏的气血循行，预防或减少腰背酸痛及下肢麻木、疼痛等症状，还有利于二便通畅。其他：如仰卧起坐、俯卧撑、膝胸卧式、卧位弹腿、上下摔腿、蹬腿等，对于糖尿病患者而言，都有利于健康。

②坐式运动：双手摩擦大腿前侧100次，双手转圈摩擦双膝200次。单盘腿弯腰、直腰运动，左侧25次，右侧25次。头部按摩：十指干梳头，双手互搓掌指，双手干洗脸，双手食指耳内运动，双手食指按摩眉弓，双手中指按摩迎香穴、人中穴和鼻孔，食指和拇指按摩上口唇和下口唇根部，双食指、拇指按摩颈部和气管部位，双手食指和拇指按摩耳垂。以上每项运动均可进行50～100次。双手按摩腰骶部100次。左右手交替按摩两手臂，循手少阳三焦经、手少阴心经、手太阴肺经、手厥

阴心包经、手太阳小肠经，每次 10～15 下。左右手交替按摩脚掌、脚趾，各 100 下。左右手分别推摩小腿内侧和前外侧各 50 下。

③站式运动：起蹲运动：少则 1 次，多则上百次。注意避免过累，一旦觉得心悸、气短不适，应马上休息。起蹲跳跃：蹲着行走，然后跳跃。此项运动难度较大，不能强行。十八段锦：有利于全身筋骨、肌肉和内脏气血循行。

④行走：边慢步走，边配合手臂进行扩胸、伸展或击打运动；快步走，倒着走。

⑤跳式运动：单腿或双腿跳，半蹲跳或全蹲跳。

⑥跑式运动：根据速度可分为慢跑、快跑、变速跑等。根据距离可分为短跑、长跑等。根据方式可分为负重跑、越野跑等。

3. 辨证施教

患者一旦进入脾瘅期，即明确诊断糖耐量受损开始，就应该使病人和家属了解，随着病程的延长，糖尿病及其各种并发症的发生概率会随之增加，生活质量随之下降，应予以重视。而严格控制血糖、早期合理防治是防治病情进展的最有效方法。但应注意不要向患者施加过重的心理压力，鼓励患者正确认识疾病，修身养性，保持心情舒畅，调畅气机；树立战胜疾病的信心和乐观主义精神，配合医生进行合理的治疗和监测。好的心态同样有利于糖、蛋白、脂肪代谢失调的改善，有利于五脏六腑生克制化的关系趋于正常。

总之，应使患者和家属了解，此时积极配合治疗，坚持三项基本措施，配合适当的药物治疗，严格控制相应指标，症状仍然可以减轻，指标可以降低，病程可以延缓，甚至可恢复正常。做到病情长期稳定，保持生活的高质量，达到健康长寿是完全可能的。以最大程度减轻患者和家属的心理负担。另外，应该让患者和家属意识到，对消渴病的防治措施，是必须长期坚持，有利于身体健康的、科学的、有益的方法。即便病情缓解，也应该持之以恒，身体力行。

二、五项选择措施

1. 口服西药

应规律口服降糖药、降脂药、降压药以及其他解除自己病症的药物。

2. 应用胰岛素

必要时一定要选用注射用的胰岛素，以及其他必要的注射药品以使病情很快得到控制。

3. 口服中药

中医药对糖尿病及其并发症的认识和治疗历史已久，蕴藏着十分丰富的经验。如应用吕仁和教授"六对论治"的中医辨证思路，用于临床，效果良好。

4. 针灸、按摩

针灸和按摩实际是两种诊疗方法，既有诊断的意义，又有治疗作用，充分运用中医经络学说和现代神经、内分泌知识相结合，不断了解本病发生、变化的许多规律。对糖尿病人不仅有很好的解除症状、减轻和消除痛苦的作用，也有降低血糖、调整脂肪、蛋白质代谢紊乱的良好作用。

5. 气功

气功是一种修身养性的锻炼，通过动静结合、调息、运气、放松、入静的锻炼，可以疏通经络、调和气血，改善全身失调和紊乱状态，增强体质，同时重视精神修养。气功的锻炼是长周期，需要慢慢见效，既不迷信又能坚持，久之必然有益健康。

第四节　脾瘅期（糖尿病前期）饮食治疗方案

　　糖尿病及其并发症的防治，吕仁和教授重视分期辨证、综合治疗，其中尤其强调饮食治疗的基础地位。至于具体如何安排饮食治疗，吕仁和教授根据《内经》的论述，主张将消渴病分为脾瘅、消渴、消瘅三期。

　　吕仁和教授糖尿病及其并发症防治"二五八方案"中，包括饮食治疗措施在内的八项防治措施都在分期的基础上进行。其中，脾瘅期是消渴病的第一阶段。就西医学而言，脾瘅期包括糖尿病前期、代谢综合征、肥胖病等若干疾病和代谢异常状态。这些人群为糖尿病患者的高危人群，如处在岔路口一样，不同的干预措施可以导致不同的结局。脾瘅的主症可用"吃多、动少、肥胖"概括，病因病机是"数食甘美而多"。由于脾行五谷精气的能力受影响，因此中医辨证病位主要在脾。与消渴期、消瘅期相比，脾瘅期病情相对较轻，病位局限在脾、胃，因此适当的饮食治疗可以顾护脾胃，保持健康、延缓消渴病的进展是脾瘅期重要的治疗方法之一。根据病情逐渐发展的规律，脾瘅期大致分为初、中、后三期。脾瘅期饮食治疗时，可选用药食两用的中药，或为菜肴，或为茶饮，或为粥饭，根据情况选用，长期服食，充分发挥食品的生理调节功能。消渴期和消瘅期的饮食治疗措施，可参照脾瘅期的饮食治疗方法，根据患者的病情具体实施。

一、脾瘅期饮食治疗原则

　　饮食治疗是脾瘅期综合防治的基础措施之一。放弃饮食控制，仅仅依赖药物，将难以控制血脂、血糖等代谢异常。

（一）目标

治疗的目标是使体重向标准方向发展，控制体重在正常范围内。伴随体重增加，可加重胰岛素抵抗，代谢综合征的系列症状将越来越难以控制。因此，检验饮食是否合理的方法也很简单，即体重是否向标准体重靠拢，各项代谢指标控制是否平稳。

（二）原则

尽可能做到个体化，制定最适合自己的食谱。任何人都不同于其他人，同一个人每天的需求也是不同的。所以关键就是在长期的自我调整中摸索出适合自己的饮食搭配。

（三）具体方法

1. 以促使体重向标准方向发展为原则

1）标准体重（kg）的计算方法

40岁以下者：标准体重（kg）= 身高（cm）-105。

40岁以上者：标准体重（kg）= 身高（cm）-100。

理想体质量（kg）= 身高（cm）-100×0.9（Broca改良公式）。

体质指数（BMI）= 实际体重（kg）÷ 身高的平方（m²）。

2）衡量体重的简单计算法

正常：在标准体重（S）±10%S范围内。

丰满：超出体重 ≥ S的10%，≤ S的20%。

肥胖：超出体重 > S的20%。

苗条：不足体重 > S的10%，≤ S的20%。

消瘦：< S的20%。

临床中，要使中至重度肥胖的糖尿病患者的体重达到并维持"理想状态"比较困难。为此，美国糖尿病学会（ADA）提出"合理体重"（reasonable weight，RW），是指糖尿病患者及其主管医师或营养师认为的在短期内能实现并能长期维持的体重水平。该水平对有效控制血糖、血压和血脂同样有确定的意义。

2. 控制总热量

总热量指 1 日内摄取的所有食物所能提供的热量。

（1）原则：维持或略低于标准体重。

（2）热量来源：糖、脂肪、蛋白质。米、面、葡萄糖、果糖等都属于糖类；各种油脂为脂肪的主要来源，分为动物脂肪和植物脂肪；肉类、蛋所含的主要为动物蛋白，各种豆制品含的是植物蛋白。脾瘅期患者总体应当做到控制热量，少吃脂肪。建议糖尿病前期患者日常饮食选择瘦肉、去皮和肥膏的家禽、脱脂或低脂奶，避免煎炸食物和西式快餐。植物油中含有多量的不饱和脂肪酸，但同样要限制植物油摄入。因为植物油提供的热量与动物油一样，过多摄入不利于体重控制。

（3）热量换算：1 克糖 = 4 卡路里热量 [1 卡路里（cal）= 4.184 焦耳（J）]，1 克蛋白质 = 4 卡路里热量，1 克脂肪 = 9 卡路里热量，1 克酒精 = 7 卡路里热量。

（4）热量构成：健康的饮食每天热量的 25% ~ 30% 来源于脂肪、55% ~ 65% 来源于碳水化合物、< 15% 来源于蛋白质 [《中国糖尿病防治指南（2004）》]。"胖人不吃主食只吃肉就能健康减肥"其实是一种错误说法。营养物质构成比例基本为高碳水化合物、高纤维素、低脂肪饮食。每天甚至每餐摄入的三大营养素，以及无机盐、膳食纤维、维生素、微量元素等均应符合生理需要。合理饮食，均衡营养，避免"饥饿疗法"。因为饥饿会使自身的物质被消耗，导致体重下降，引起代谢紊乱。时间一长，会导致营养失衡，反而不利于糖代谢紊乱的控制，甚至会加重病情。

（5）热量计算：计算标准体重，评估体型（标准、胖、瘦）和劳动量（休息状态，轻体力劳动，中体力劳动，重体力劳动），相应地计算每日所需总热量（见表 3-1、表 3-2）。肥胖者及 60 岁以上患者适当减少，儿童、妊娠及哺乳期妇女、慢性消耗性疾病可适当增加。以碳水化合物为例，低活动量，如办公室一族，每顿要吃 50~75g 米或面；中等活动量者每顿要吃 75~100g；重体力劳动者消耗量大，每顿饭就要吃 150g 以上主食。糖尿病患者的主食量一般不宜少于 150 ~ 200g。注意：食谱中的主食概念指的是生米生面的重量，而不是制熟后的米饭和馒头的重量。

（6）热量分配：一日三餐的比例分配为 1/3、1/3、1/3，或 1/5、2/5、2/5。也可一日四餐分配：1/7、2/7、2/7、2/7。少吃多餐，可将正餐的主食分出 1/4 作为加餐，有利于饮食控制。

3. 其他营养成分摄入

（1）限制钠盐的摄入：世界卫生组织建议每人每日食盐用量以不超过 6g 为宜。糖尿病患者，特别是并发高血压者应严格限制盐量，每日食盐限量在 6g 以内。膳食钠的来源除食盐外，还包括酱油、咸菜、味精等高钠食品及含钠的加工食品等。应从幼年就养成吃少盐膳食的习惯，控制咸味食物的摄入。

（2）膳食纤维：属于碳水化合物的多糖类，主要包括纤维素、半纤维素、木质素和果胶等，是植物细胞被人体摄入后不易或不能被消化吸收的物质。有更强的饱腹感，并可使口味变清淡，帮助降低食欲。其生理功能是促进肠蠕动，防止便秘；抑制淀粉酶作用，延缓糖类吸收，稳定血糖水平；吸附胆固醇，抑制其吸收，加速其排出。因多纤维膳食体积大，能量密度相对低，故有利于控制体重，防止肥胖。

玉米、糙米、全麦粉、燕麦等粮食，干豆类及各种蔬菜、水果都富含膳食纤维。供给量可综合考虑种族、年龄、饮食习惯等多方面因素进行制订。

膳食纤维也不宜摄入过多，否则会妨碍钙、磷、铁、锌和一些维生素的吸收与利用。山楂、南瓜、山药等具有降糖功效食品也不能毫无限制，因为只要是食物都会提供热量，都应纳入摄取的总热量计算。

（3）维生素和微量元素：蔬菜、水果中富含各种维生素和矿物质。水果还富含膳食纤维（果胶）。蔬菜的糖和蛋白含量少，热量低，易产生饱腹感，也是膳食纤维的主要来源，可作为糖尿病患者的主要副食品。每人蔬菜量可摄入 250 ~ 500g。水果的含糖量大多在 6% ~ 20%，糖分主要是葡萄糖、果糖、蔗糖等单糖和双糖，吸收快，易造成血糖升高。应采用合理的方式食用水果：将水果的热量计入每日总热能之内，选用时减去相应的碳水化合物的量。水果在两餐之间作为加餐，既不至于使血糖太高，还能防止低血糖发生；宜选择苹果、橘子、梨、猕猴桃等含糖量相对较少的水果，避免食香蕉、红果等含糖较多的水果。

饮食控制的同时，不提倡用零食解馋或充饥。市售的零食含油脂较多，热量较高，不利于体重的控制；应限制饮酒，禁止吸烟。

成人糖尿病患者每日总热量见表 3-1，不同劳动强度者见表 3-2。

表 3-1　成人糖尿病患者每日总热量（千卡 / 千克标准体重）

劳动强度 \ 体型	消瘦	正常	肥胖
重体力劳动	45 ~ 50	40	35
中体力劳动	40	35	30
轻体力劳动	35	30	20 ~ 25
休息状态	25 ~ 30	20 ~ 25	15 ~ 20

注：摘自《临床营养医师速查手册》

表 3-2　不同劳动强度的方式举例

劳动强度	方式举例
重体力劳动	重工业劳动、重农业劳动、室外建筑、搬运、铸造、收割、挖掘、钻井等
中体力劳动	搬运轻东西、持续长距离行走、环卫工作、庭院耕作、油漆工、管道工、电焊、采油等
轻体力劳动	洗衣、做饭、驾驶汽车、缓慢行走
休息状态	卧床

二、脾瘅期分期及其饮食治疗

根据病情进展，脾瘅期可分为初期、中期和后期。不同阶段，特点不同，饮食应进行有针对性的调整。

1. 初期

患者精力过人，超常工作，不觉异样，曰"壮"，自觉无特殊不适。此期患者脾胃功能好，食欲旺盛。饮食习惯：频繁宴请，或高强度工作后暴饮暴食。饮食结构特点：第一，日热量摄入总量超标，导致身体逐渐发福、肥胖。第二，热量构成不合理，蛋白质、饱和脂肪酸所占比例过大，不饱和脂肪酸、纤维素、维生素等相对摄入不足，造成营养相对不均衡。第三，每日三餐的热量摄入分配不合理，往往早、中餐摄入相对不足，晚餐摄入的热量过高，加速了皮下和内脏脂肪的堆积。因此，脾瘅期初期患者的饮食治疗主要是改善饮食习惯，培养健康的饮食习惯。具体为：

（1）根据上述公式，计算其理想体重，争取逐渐达到或保持理想体重。

（2）每周自测体重，根据体重变化制定相应的热量摄入，平衡营养摄入；尽可能减少外出用餐次数。必要的宴请尽可能遵循营养均衡原则，增加蔬菜、粗粮等高纤维、低热量食物的摄入，减少各种肉食、油炸食品的摄入。供选择的菜品有西芹百合、清炒苦瓜、菠菜粉丝、大拌菜、凉拌西红柿、凉拌青笋、凉拌金针菇等。

（3）规律作息，张弛有度，劳逸结合。合理安排劳作时间，保证早餐、中餐的数量和质量，减少晚间食"大餐"的机会。平素可配合饮茶，工作间歇摄入少量坚果，如花生、腰果、核桃等，以避免正餐时间因饥饿感明显而不自觉地增加热量摄入。

（4）平素饮食选择热量低、膳食纤维丰富的蔬菜，利于体重控制。
简单介绍几种适宜食用的蔬菜：

①冬瓜：味甘，性微寒。《食疗本草》指出：欲得体瘦轻健者，则可常食之；若要肥，则勿食也。冬瓜自古被称为减肥妙品。冬瓜含钠量极低，有利尿、排湿功效。脂肪含量为零，碳水化合物含量少，热值低（100g冬瓜热量约11kcal），经常吃冬瓜，对于一般人群或体重偏高的人都是有益的。但冬瓜性偏寒凉，脾胃虚弱、大便溏泄者食用时可适当多放一些姜末，每次勿过多食用。

②苦瓜：味苦而清香，可刺激唾液、胃液分泌，增进食欲。与他菜搭配时苦味不会沾染，故又有"菜之君子"之称。李时珍《本草纲目》记载，苦瓜可"除邪热、解劳乏"。苦瓜中维生素C的含量居瓜类之冠，还含有粗纤维、胡萝卜素，以及人体必需的无机盐和钙、磷、铁等矿物质。研究表明，苦瓜具有一定的降糖作用和抗病毒能力，含有的苦瓜素（RPA）被认为是减肥的特效成分。苦瓜价廉易得，可以生食、凉拌、炒、煮汤，或卤或红烧。苦瓜熟食性温，生食性寒，脾虚胃寒者最好不要生食。此外，孕妇应慎食苦瓜。

③芹菜：性凉，味甘辛，入肺、胃、肝经。《神农本草经》谓之"……养精，保血脉，益气，令人肥健嗜食"。具有清热除烦、平肝利湿等功效。芹菜中水分占94%，富含钙、磷、铁等矿物质，以及大量的食物纤维和植物蛋白，有预防心血管疾病、糖尿病和结肠癌的作用。我国食芹

历史悠久，早在春秋时代的《诗经》中就有"思乐泮水，薄宋其芹"之句。芹菜既是佳蔬，又是良药；既可生食，又可炒食。特别要注意的是，芹菜叶的抗坏血酸含量远远超过芹菜梗的含量，因此食用时要充分利用芹菜叶，发挥芹菜的功效。芹菜性凉，脾胃虚弱、便溏者或慢性腹泻患者适当少食。

④绿豆芽：性凉味甘，入胃经。有清热解毒、醒酒利尿功效。含有丰富的水分、维生素 C 和膳食纤维，脂肪及热量含量很低，常食有利于预防心血管病变。绿豆芽还含有核黄素，很适合口腔溃疡者食用。烹调时注意：绿豆芽性凉，烹调时应配上一点姜丝，以中和其寒性；油、盐不宜多放，尽量保持其清淡的性味和爽口的特点；下锅后要迅速翻炒，适当加醋，以保存水分及维生素 C，维持良好口感。

⑤黄瓜：质脆而嫩，含水量约为 97%，具有清热解毒、生津解渴功效。鲜黄瓜中含有一种丙醇二酸的物质，能够抑制体内的糖类物质转化成脂肪，从而有效减少体内脂肪堆积，被认为是"减肥佳品"。生食或炒食均宜。黄瓜汁外用还具有洁肤、美容功用。

⑥西红柿：味酸，微甘，性平。含有丰富的维生素 C。其中的番茄红素具有抗癌功效。可清热解毒，生津止渴，利于消化。

⑦韭菜：因含纤维素较多，故有促进肠蠕动、通利大便的作用，有利于肠内过多营养成分及代谢废物的排出，有利于减肥和清洁肠腔。

⑧藕：味甘，性平。具有补血、厚肠胃、固精气、安定神志功效。

⑨豆腐：味甘、咸，性寒。可生津润燥，消胀除滞。

简单介绍几种食谱：

①芹菜拌干丝：芹菜 250g，豆干 300g，葱白、生姜各适量。芹菜洗净切去根头，切段；豆干切细丝，葱切段，生姜拍松。炒锅置旺火上，倒入花生油，烧至七成热，下姜、葱煸过，加精盐，倒入豆干丝再炒 5 分钟，加入芹菜一齐翻炒，味精调水泼入，炒熟起锅即成。本菜鲜香可口，具有降压平肝、通便功效，适用于高血压、大便燥结等病证。

②糖醋芹菜：芹菜 500g，糖、醋各适量。将嫩芹菜去叶留茎洗净，入沸水余过，待茎软时捞起沥干水，切寸段，加糖、盐、醋拌匀，淋上香麻油，装盘即可。本菜酸甜可口，去腻开胃，具有降压降脂功效，高血压病患者可常食。

③芹菜红枣汤：芹菜 300g，大枣 10 个，一同入水共煮，食枣喝汤，常服有效。将芹菜煮水代茶饮，有安神降压功效。

④番茄焖冬瓜：冬瓜 500g，番茄 2 个，姜末、盐、味精、葱花少许。冬瓜去籽、去皮，切片或切块；番茄洗净、去蒂、切块。炒锅加油，放入姜末炒香，再加入番茄翻炒一两分钟，然后放入冬瓜、盐、味精，翻炒几下，加适量水，加盖焖煮至冬瓜熟透即可。

⑤芦笋冬瓜汤：芦笋 250g，冬瓜 300g，加入盐、味精等调料一起煮汤后食用。可降脂降压，清热利水。用于防治高血压、高血脂及各种肿瘤、夏季发热、口渴尿少等病证。

⑥双菇苦瓜丝：苦瓜 150g，香菇 100g，金针菇 100g，姜、酱油、糖、香油适量。制作方法：将苦瓜顺丝切成细丝，姜片切成细丝；香菇浸软切丝，金针菇切去尾端洗净；油爆姜丝后，加入凉瓜丝、冬菇丝及盐，同炒至凉瓜丝变软；将金针菇加入同炒，加入调味料炒匀即可食用。香菇、金针菇能降低胆固醇；苦瓜富含纤维素，可减少脂肪吸收。

⑦西红柿炒山药：山药、西红柿、大葱、植物油、糖、盐、味精。山药去皮洗净切片，西红柿切块。锅内油热后放入葱花爆锅，西红柿倒入锅内煸炒至浆状，加入切好的山药片煸炒几下。然后加入适量的水，盖上锅盖稍煮片刻，开锅后放入盐、味精。根据个人口味适量添加糖。炒匀后即可出锅。

⑧炒洋葱：洋葱 1 ~ 2 头，盐、味精、植物油各适量。常法炒食，以嫩脆为佳，不可过烂。

其他菜谱如香菇炒芹菜、白菜炒木耳粉丝、爆炒三鲜、蘑菇炒青菜、冬瓜烧香菇、炒魔芋、炒洋葱甜浆粥、芹菜黑枣汤、鸡丝冬瓜汤等。限于篇幅，不一一介绍。

2. 中期

患者能胜任工作，容易感觉疲乏，自觉比从前"懒"。症见形体肥胖，食欲旺盛，耐力下降，记忆减退，心烦急躁，饭后思睡，自觉眼睛干涩、模糊。疲乏感明显。中医辨证：阴虚肝旺、阴虚阳亢、气阴两虚，或因体质、环境等因素导致的气滞、湿热、痰湿、瘀血等。中期的饮食治疗，除遵循初期的饮食治疗原则和方法外，可多选用决明子、山楂、菊花、荷花、枸杞子等药食两用的中药，不同组合后代茶饮，以增强化痰祛瘀、消脂泻浊作用，改善脾瘅中期"懒"的症状。

1）单味中药

（1）决明子：《神农本经》被列为上品，谓其"主青盲、目淫、肤赤、白膜、眼赤痛、泪出。久服益精光，轻身"。《日华子本草》言其"助肝气，益精……"可清肝明目，利水通便，对改善高脂血症具有一定作用。决明子宜炒黄后冲泡代茶饮，可以促进胃肠蠕动，清除体内宿便，降低血脂、血压。适合搭配的中药有山楂、枸杞子、菊花、荷叶、玫瑰花等。决明子药性寒凉，脾胃虚寒、脾虚泄泻及低血压等患者宜少量服用。

（2）枸杞子：味甘性平，有滋补肝肾、益精明目和养血的功效。《神农本草经》谓之"久服坚筋骨"；《名医别录》称枸杞子擅长"补益精气"；《食疗本草》记载枸杞子"能益人，去虚劳"。现代研究表明，枸杞子具有提高机体免疫力、抗衰老的作用，对脂肪肝和糖尿病患者具有一定疗效。枸杞子代茶饮时，最后可将枸杞子挑出嚼服，以便于充分利用。

（3）山楂：味酸、甘，性微温，入脾胃二经，并入血分，是卫生部（今卫健委）认可的药食两用食品。具有健脾开胃、消食化滞、活血化痰等功效。山楂破气通瘀，多食易耗气，损齿易饥，故病后体虚者及孕妇忌之，胃酸过多或消化道溃疡病者亦不宜选用。

（4）荷叶：味苦涩、微咸，性辛凉，具有清暑利湿、升阳发散、祛瘀止血功效。明代医书有"荷叶减肥，令人瘦劣"的记载。荷叶是"药食两用"食物，含有丰富的黄酮类物质，是大多数氧自由基的清除剂。另一大类活性物质——生物碱，生理活性显著，具有明显的降血脂、抗病毒等功效。

（5）菊花：性甘、味寒，具有散风除热、平肝明目功效。《神农本草经》记载："久饮菊花茶，能够利血气，使身体轻盈，能耐老而延寿。"又云白菊花"主诸风头眩、肿痛、目欲脱、皮肤死肌、恶风湿痹，久服利气，轻身耐劳延年"。菊花含有丰富的维生素A，是维护眼睛健康的重要物质。凡视力模糊、眼底静脉瘀血、视神经炎、视网膜炎都可选用菊花治疗。此外，角膜炎、结膜炎、喉咙炎等，菊花皆可配合薄荷、木贼草、谷精珠等凉性药物消炎。动脉硬化、高脂血症者多饮菊花茶、山楂茶，有助于血压保持正常。

2）介绍几种常用的保健饮品

（1）荷叶茶：将采摘的新鲜荷叶洗净晾干后搓碎，5～10g包成1小包。饮用第一泡浓茶，最好是空腹或是在饭前服，每天可冲3～4包，分3～4次喝完。

（2）荷叶决明花茶：荷叶3g，炒决明子6g，玫瑰花3朵。开水冲泡，每日饮用。功效：清暑利湿，升发清畅。

（3）两山决明荷叶茶：山药、山楂、荷叶各15g，决明子10g。水煎取汁，每日1剂，代茶饮。功效：清热润燥，健脾益肾。

（4）三花减肥茶：玫瑰花、代代花、茉莉花、川芎、荷叶各等分。将上药切碎，共研粗末，用滤泡纸袋分装，每袋3～5g。每日1小袋，放入茶杯中，用沸水冲泡10分钟后，代茶饮。功效宽胸理气，利湿化痰，降脂减肥。

（5）降脂饮：枸杞子10g，首乌15g，决明子15g，山楂15g，丹参 20g。上药共放砂锅中，加水适量，以文火煎煮，取汁约 1500mL，储于保温瓶中。每日 1 剂，代茶饮。功效活血化瘀，轻身减肥。

（6）菊楂决明饮：菊花 10g，生山楂片 15g，决明子 15g。将决明子打碎，与菊花、生山楂片共放锅中，水煎，每日 1 剂，代茶饮。功效活血化瘀，降脂减肥。

（7）减肥茶：干荷叶 60g，生山楂 10g，生薏苡仁 10g，橘皮 5g。上药共研细末，混合，放入杯中，用沸水冲泡。每日 1 剂，不拘时，代茶饮。功效理气行水，降脂化浊。

（8）蘑菇荷叶减肥汤：蘑菇 2 个，荷叶 1 张。先将蘑菇和荷叶洗净，然后将蘑菇放入锅内，加一大碗水，水沸腾后，放入荷叶，一起煮 5 分钟，加盐，每晚食用。

（9）山楂麦芽饮：生山楂 10g，炒麦芽 10g。生山楂洗净切片，与麦芽同放杯中，冲入沸水，代茶饮，功效消食导滞。

3）可常食的粥方

（1）荷叶粥：鲜荷叶 1 张（约 200g），粳米 100g，白糖适量。将米洗净，加水煮粥，临熟时，将鲜荷叶洗净覆盖在粥上，焖约 15 分钟揭去荷叶，再煮沸片刻即可。喝时可适量加点白糖，常食对高血脂、高血压及肥胖症有一定疗效。

（2）菊花粥：菊花末 15g，粳米 100g。菊花去蒂，研成细末备用。粳米加水适量，武火煮沸后改文火慢熬，粥将成时加入菊花末，稍煮片刻即可。早餐、晚餐均可食用。功效清热疏风，清肝明目。

（3）山药粥：山药甘温，《神农本草经》列其为上品，谓之"主伤中，补虚羸，除寒热邪气，补中益气力，长肌肉。久服耳目聪明，轻身不饥，延年"，既是食用的佳蔬，又是常用的药材。有补脾养胃、补肺益肾的功效，是人所共知的滋补佳品。现代科学分析，山药含有大量的黏蛋白，对人体具有特殊的保健作用，能预防心血管疾病、类风湿关节炎、硬皮病等胶原病的发生。蒸熟即食或加入粳米熬粥食用均可。

3. 后期

该期由脾瘅初、中期逐渐发展而来，症状较前两期明显，代谢异常指标也明显增多。大多临床可以诊断患有脂肪肝、高脂血症、高尿酸血症、高血压、糖调节紊乱等代谢综合征的代谢异常；或者体重增加明显，超过理想体重的 10%；腰围较前明显增加，甚至达到代谢综合征的诊断标准。此时患者多勉强工作，有心无力，曰"难"。此时，饮食治疗仍要遵循总体原则，控制体重，均衡营养，多食用利于体重控制的菜肴，并配合相应的茶饮料，长期饮用。在此基础上辨证用膳。

1）阴虚肝旺

（1）枸杞子炒肉丝：枸杞子 60g，瘦猪肉 120g，淀粉、料酒、酱油、味精、植物油适量。先煸炒枸杞子，油沸时加肉丝，出锅前放煸好的枸杞子，再水调淀粉、料酒、味精、酱油依次放入。功效养肝明目，健脾补肾。

（2）山药萸肉粥：山药 60g，山茱萸 30g，粳米 100g。山药、山茱萸煎取浓汁，去渣，与粳米煮成稀粥。每日 1 次，佐餐食用。

（3）佛手内金山药粥：佛手 15g，鸡内金 12g，山药 30g，粳米 150g。将佛手、鸡内金加水 500mL，先煮 20 分钟，去渣取汁；再加入粳米、山药共煮成粥，粥成调味即可，随意食之。

（4）乌梅内金调蜂蜜：鸡内金 100g，乌梅肉 30g，蜂蜜 25g。鸡内金、乌梅肉共研细，以蜂蜜调匀即可。每日 3 次，每次 20g，白开水冲服。

（5）菟丝子茶：菟丝子碾碎，每日 15g，沸水冲泡，代茶饮。

2）阴虚阳亢

（1）鲜芹菜汁：芹菜 250g。芹菜用沸水烫 2 分钟，切碎绞汁，适当调味。每日 2 次，每次 1 小杯，功效平肝降压。

（2）葛根粉粥：葛根粉 30g，粳米 100g。粳米加水适量武火煮沸，改文火再煮半小时，加葛根粉拌匀，至米烂成粥即可。每日早晚服用，连服 3 ~ 4 周。功效清热生津，除烦止渴。

（3）凉拌花生芹菜：生花生适量，芹菜切段，沸水中煮2分钟后捞出，加少许精盐、香油、味精。其热量低，又有饱腹感。功效养阴清热。

3）气阴两虚

（1）山药玉竹鸽肉汤：白鸽1只，怀山药30g，玉竹20g。白鸽洗净入锅，加山药、玉竹、清水适量，煮至鸽肉烂熟后放入食盐、味精调味即可。每日1次，食肉喝汤，可常服。功效养阴益气，滋补肝肾。

（2）山药面：面粉250g，山药粉100g，豆粉10g，鸡蛋1个，盐适量。将面粉、山药粉、豆粉、鸡蛋和盐用水和好，揉成面团，常法切成面条，下锅煮食。每日1～2次，连服3～4周。功效健脾补肺，固肾益精。

（3）菠菜银耳汤：菠菜根100g，银耳10g。菠菜根洗净，银耳泡发，共煎汤。每日1～2次，佐餐食用。可连服3～4周。功效滋阴润燥，生津止渴。

（4）豆腐馅蒸饺：豆腐渣或碎豆腐作馅，高粱面、莜面、白面为皮，做成饺子，蒸熟后食。

（5）混合面馒头：豆皮、玉米面窝头，全麦面馒头。尤其是用全谷、玉米、黄豆三合一面做的窝头，有益气养阴作用。与蛋白质有互补作用，可使蛋白质的生理效价大大上升。

（6）人参鸡蛋清：人参6g，鸡蛋1个。人参研末，与鸡蛋清调匀后服用。每日1次，佐餐食用。功效益气养阴，止消渴。

第五节　糖尿病及其并发症"六对论治"辨证思维

一、"六对论治"的内涵与意义

"六对论治"是吕仁和教授在长期诊治疾病的实践中逐渐形成的常用的六种方法，是在整体观和辨证论治思想指导下的具体化应用。"六对论治"包括对症状论治、对症辨证论治、对症辨病与辨证论治相结合、对病论治、对病辨证论治和对病分期辨证论治。"六对论治"是整体观和辨证论治思想在中医临床的具体体现。

（一）对症论治

对症论治是中西医临床常用的治疗手段，当患者出现一定症状时，使用直接手段，如利尿、降压、止血等，使症状得到缓解或消除，作用明确而快捷。如糖尿病患者出现大便干结症状时，可用生大黄、玄明粉、枳实等药；出现口渴时，可用葛根、天花粉、石斛、麦冬、黄连、生石膏等药。

（二）对症辨证论治

对症辨证论治是临床最常用的治疗大法，是针对症状、体征或实验室检验指标异常，尤其是某些不易解除的复杂症状进行辨证论治的方法。如针对消渴病患者的便秘症状，可进一步辨为胃肠实热、肺脾气虚、血虚阴亏证，分别投以清热润肠法、补气健脾法、养血滋阴法。

（三）对症辨病与辨证论治相结合

症指疾病的主客观表现，心理和生理两方面的因素，是诊断疾病的线索或主要依据，也是确定证型和证候的依据。证是疾病过程中不同阶段和层次上所表现的综合性特征，分为证型和证候；疾病本身具有特定的病因、病机、病理、症状、证型和（或）证候，有其发生、发展、转化和预后规律。某一症状或某一证型可以出现在不同的疾病中，而各种疾病的疗效和预后相差很大，所以对症辨病为首要任务，其次是辨证，复杂病证往往需要辨病与辨证相结合。对症辨病与辨证结合论治是中医更高层次的诊治方法，即遇到某一症状，首先要确定由什么疾病引起，之后再按照中医理论辨证用药。

（四）对病论治

对病论治分两个层次：一是先辨病，只有明确诊断，治疗的针对性才强。对于肾脏病，更应重视病理诊断。二是针对主要病因和关键性病机进行治疗，目标明确。因为对病论治主要针对的是病因病机，所以适用于病因病机比较明确、可取得良好疗效的疾病。糖尿病的病因病机主要为胰岛素分泌或作用缺陷，因此采用促进胰岛素分泌及改善胰岛素利用、减轻胰岛素拮抗的方法，即是对病论治的方法。

（五）对病辨证论治

对病辨证论治是目前临床最常用的方法，即对某一种病进行辨证分型，根据不同证型进行论治。其包含两层意义：一是抓住该病的辨证要点，二是制定辨证分型论治方案。如针对糖尿病神经病变，可辨为气血亏虚、气滞血瘀、肝肾亏虚等证，分别予以调补气血、益气活血通络、补肝益肾和宣痹和络等法。

（六）对病分期辨证论治

对病分期辨证论治是吕仁和教授通过长期临床实践总结出来的比较符合疾病发生、发展规律的辨证论治方案。许多疾病都有一个病情进行性加重的过程，临床差异很大，内在病机随着病程的进展也在不断变化，各个阶段主要矛盾不同。分期辨证论治较传统辨证前进了一步，更接近疾病的客观规律。对病分期辨证论治多用于慢性、复杂性疾病的诊治。分期一般多以现代理化检查指标为依据，用以确定疾病的阶段性，了解病情的轻重程度。辨证则根据每一时期的病因病机特点，按照中医理、法、方、药程序进行。如糖尿病肾病（DN）各阶段的临床表现有别，病机特点不同，故以糖尿病肾病各期的具体病情和病机特点为根据。为便于临床应用，可将其分为早中期、中晚期两个阶段进行分期辨证论治。目前，针对糖尿病、糖尿病肾病、糖尿病周围神经病变、糖尿病胃肠自主神经病变等，吕仁和教授均已形成了较为成熟和完善的分期辨证论治经验。

二、糖尿病的"六对论治"

吕仁和教授重视疾病的病机、分期、证候和症状,形成了"病—期—证—症"相结合的诊疗思路,经过长期实践,创立了"六对论治"方法。其是对中医辨证论治方法的发展和延伸,丰富了糖尿病及其并发症的诊治思路和方法。

(一)对症论治

对症论治是指当一个症状出现时,用一种快速、便捷的方法治疗,使症状得到缓解或消除。如用云南白药止血、用参附注射液升高血压、用生脉注射液稳定血压、用双黄连注射液清热、用柴胡注射液退热等就是典型的对症论治。吕仁和教授临床治疗糖尿病患者时,口渴常用葛根、天花粉、石斛、麦冬、黄连、元参、生石膏,多食易饥常用大生地、黄连、玉竹,大便干结常用生大黄、元明粉、枳实,血压高常用钩藤、川牛膝、生石决明,血脂高常用泽泻、茵陈、山楂,咽部红肿热痛常用山豆根、板蓝根、锦灯笼、牛蒡子、生甘草,腰背酸痛常用狗脊、木瓜、川续断、牛膝,四肢麻痛常用蕲蛇、全蝎、地龙、秦艽,水肿常用猪苓、茯苓、泽泻、泽兰、石韦、大腹皮、桑白皮等,眼底出血常用三七粉、青葙子、谷精草、昆布,尿失禁、遗尿常用覆盆子、益智仁、诃子、白果、金樱子、芡实等。

(二)对症辨证论治

对症辨证论治是临床最常用的治疗大法,是对不易解除的复杂症状或尚无有效对症治疗办法的症所采用的治疗方法。如针对糖尿病患者出现咳嗽、腹泻、便秘等症状进行辨证论治。

1. 咳嗽

(1)风热犯肺:治宜疏风清热,宣肺化痰,常用药如金银花、连翘、芦根、竹叶、黄芩等。

(2)热毒壅肺:治宜清肺止嗽,化痰平喘,常用药如桑白皮、黄芩、黄连、苏子、瓜蒌、贝母、炒杏仁、金银花、鱼腥草、地骨皮、知母、芦根、桔梗、连翘等。

（3）热伤肺阴：治宜养阴清肺，化痰止咳。常用药如沙参、麦冬、玉竹、天花粉、生地黄、地骨皮、三七粉、百合、川贝母、炒杏仁、侧柏等。

（4）气阴两伤：治宜益气养阴，润肺止咳。常用药如太子参、炙黄芪、熟地黄、五味子、桑白皮、沙参、麦冬、川贝母、地骨皮、木蝴蝶、马兜铃、阿胶等。

2. 腹泻

（1）湿热中阻：治宜清热利湿。常用药如葛根、黄芩、黄连、甘草、藿香、佩兰、薏苡仁、茵陈等。

（2）肝脾不和：治宜疏肝健脾止泻。常用药如炒白术、白芍、陈皮、防风等。

（3）脾虚湿盛：治宜健脾益气，利湿止泻。常用药如人参、炒白术、炒山药、茯苓、桔梗、砂仁、炒白扁豆、炒薏苡仁、莲子肉、陈皮等。

（4）脾肾阳虚：治宜温补脾肾，固涩止泻。常用药如党参、炮姜、炒白术、炙甘草、补骨脂、吴茱萸、五味子等。

3. 便秘

（1）胃肠实热：治宜清热润肠。常用药如火麻仁、白芍、枳实、大黄、厚朴、甘草等。

（2）肺脾气虚：治宜补气健脾，润肠通便。常用药如黄芪、陈皮、麻仁等。

（3）血虚阴亏：治宜养血滋阴，润燥通便。常用药如当归、生地黄、麻仁、桃仁、枳壳、瓜蒌仁等。

（三）对症辨病与辨证论治相结合

证型和证候是疾病过程中不同阶段和层次上所表现的综合性特征。

一种症状或一种证可以出现在若干种疾病中，即所谓的"异病同治"的基础，而各种疾病的预后相差甚大。所以治疗上，对症辨病为首要。辨证是为了用好方药，复杂的症需要辨病与辨证相结合论治，甚至辨病过程中还需要再对病进行分期。

以蛋白尿为例。除功能性蛋白尿、体位性蛋白尿外，原发性肾小球疾病（慢性肾小球肾炎、IgA 肾病）、继发性肾小球疾病（糖尿病肾病、高尿酸血症肾病、狼疮性肾炎、紫癜性肾炎、肝病相关性肾小球肾炎、多发性骨髓瘤肾损害、系统性硬化症肾损害、肾淀粉样变性病）、肾小管间质疾病、遗传性肾病等均可导致蛋白尿。不同疾病引起的蛋白尿治疗上各不相同，因此对症辨病论治非常重要。就中医辨证来言，每个疾病有其不同的证型或证候，在没有成熟的对病治疗方药前，必须按中医理法方药的诊治原则，依证立法、依法处方、依方选药。如遇糖尿病伴尿微量白蛋白异常者，应避免高蛋白饮食、过量吸烟、酗酒、剧烈运动、情绪激动、突发高血压及感冒发热等因素。对糖尿病伴尿蛋白阳性者，应避免应用胰岛素用量过多。大量蛋白尿的糖尿病患者应注意区分肾病综合征为原发或继发。糖尿病肾病肾功能衰竭伴尿蛋白者，也应排除心源性、肝源性、肺源性等其他系统疾病对肾功能及尿蛋白的影响。

早期糖尿病肾病临床多见气滞血瘀证，治宜行气活血，可用血府逐瘀胶囊、血塞通片，或用黄芪、山栀等中药。

中晚期糖尿病肾病，常伴有高血压、肾性贫血，脾肾亏虚、血脉瘀阻证多见，治宜健脾补肾、活血化瘀，可用济生肾气丸加减。偏阳虚者，治宜温肾助阳，可用金匮肾气丸；偏阴虚者，治宜滋阴益肾，可用六味地黄丸；阴阳气血俱虚者，治宜滋阴助阳，益肾填精，可用龟鹿二仙胶（人参、枸杞子、龟甲胶、鹿角胶）化裁。为保护肾脏，应注意改善肾脏的周围环境，可适当加用通经活络、行气活血药物（狗脊、川续断、川牛膝、丹参、桃仁、红花、水红花子）。

糖尿病肾病肾功能衰竭期的主要病机为气血阴阳俱虚、浊毒内停、血脉不活，治宜益气养血、泄浊解毒、活血通络，可用太灵丹化裁（太子参、灵芝、丹参、牡丹皮、赤芍、熟大黄、红花、桃仁、生黄芪、当归、枳实、甘草）。

并发肾病综合征者，以热毒内蕴、血脉瘀阻证多见，治宜清热解毒活血，可用茵陈、栀子、丹参、牡丹皮、赤芍、柴胡、黄芩、生黄芪、当归、猪苓、太子参、甘草，也可用雷公藤总甙。

除中药治疗外，糖尿病肾病蛋白尿亦须注意心理、活动、饮食控制、血糖控制，并配合西医治疗。如高蛋白饮食导致蛋白尿者，吕仁和教授强调平衡阴阳，调理脏腑，扶正祛邪。在食疗方面，肾阳虚者，常用枸杞子、桑椹；肾阴虚者，常用木耳、银耳；脾虚者，常用白扁豆、薏苡仁、山药；脾胃有热者，常用"拌三仙"（生花生、黑木耳、芹菜）。

（四）对病论治

对病论治是较高层次的论治，主要针对病因或病机进行治疗，适用于病因明确的疾病或起关键作用的病机的治疗，治疗目标单一。正如《素问·至真要大论》所言："谨守病机，各司其属，有者求之，无者求之。"其强调治疗疾病必须紧抓病机，从理论源头证实了病机相对于症状及证候要点的重要性。

以消渴病为例。消渴病以血糖高为基本特征，故降低血糖就是治疗的主要目标。然而血糖高的病理机制有若干种，每个患者有所不同，这就需要有针对性地论治。如胰岛 β 细胞功能降低、胰岛素受体减少或敏感程度下降或有胰岛素抗体存在等，病因病机不同，治疗原则也就不同。但总的来说，旨在促进胰岛素分泌，改善胰岛素利用，解决消渴病高血糖的基本病理生理改变。吕仁和教授继承了施今墨、祝谌予老中医的经验，以辨病为基础，参考西医药理学研究，常用桑叶、桑枝、桑皮、桑椹、桑寄生、蚕沙、卫矛等药，在辨病治疗过程中着眼于血糖的调节。现代药理研究提示，玉竹甲醇提取物和番石榴叶中的黄酮苷具有通过提高胰岛素敏感性而达到降血糖的作用，后者已用于临床。

对于代谢综合征的诊疗，吕仁和教授强调要注意肝、脾、肾何脏受损，是存在痰湿、湿热或血瘀。临床观察发现，代谢综合征多表现为肥胖，有湿热壅滞的病机特点。病程久者，可兼血瘀，所以治疗应重视清利湿热。久病之瘀结者，应配合活血化瘀治疗。

对于糖尿病肾病，吕仁和教授认为，消渴病肾病是消渴病久治不愈，久病及肾，久病入络，络脉瘀结，形成"微型癥瘕"，使肾体受损，肾用失司所致。肾元既虚，湿浊邪毒内生，更伤肾元，耗伤气血，败坏脏腑，阻滞气机升降，进而形成关格危候。所以临床治疗不仅应重视补肾，还应重视化瘀散结。狗脊、川续断、川牛膝、杜仲是吕仁和教授常用的药物组合，可以补肾通督，配合当归补血汤益气养血，配合大黄、土茯苓泄浊排毒，是典型的针对肾衰病机用药的对病论治思路。

糖尿病眼病是消渴病久病或老年肾虚、精血同源、肝肾亏虚，不能上养于目、目窍失养所致。症见视物模糊，常见于糖尿病性白内障。消渴病久病入络，累及目络，目络瘀结，常致糖尿病视网膜病变。肝气郁结化火，肝火上炎，风火上熏目络，络破血溢，则可见眼底出血。离经之血会进一步加重目络血瘀，恶性循环，终可致目盲。吕仁和教授强调从肝论治，糖尿病性白内障，治当滋补肝肾；糖尿病视网膜病变，治当清肝泻火，凉血活血；糖尿病视网膜病变陈旧性出血，随方选用化瘀散结之品。

（五）对病辨证论治

对病辨证论治是临床常用的对疾病进行辨证分型，是施今墨先生、祝谌予先生辨证辨病相结合思路的进一步发展。分型论治适用于临床大多数疾病的治疗，在糖尿病及其并发症中同样应用广泛。

不同于一般的辨证论治，吕仁和教授重视明辨标本，提出证型与证候分开。因为"型"是模式，"候"是随时变化的情状，证型变化慢，证候变化快，所以把变化较慢的"正虚"归为证型，把变化较快的"邪实"归为证候，简称为"以虚定型，以实定候"。在证型相对固定的基础上，根据邪实的变化随时辨出证候，调整用药，以利于提高疗效。

吕仁和教授在对糖尿病进行分阶段、分层次系统研究的基础上认为，糖尿病为虚实夹杂之证，临床表现为9个正虚证型和11个邪实证候。虚证包括气虚、血虚、阴虚、阳虚、肾虚、脾气虚、肺气虚、肝虚、气血两虚合并证候；实证包括燥热、血瘀、气郁、气郁化热、痰湿、热痰、热毒、湿热困脾、湿热下注、肝胆湿热、胃肠结热证候。

吕仁和教授强调，临床治疗要正确处理邪正关系，标本兼顾，以扶正祛邪为主要治则。糖尿病常因正气先虚，五脏柔弱，诸邪乘袭引发为特征。感受外邪、情志不节、脏腑失和可产生瘀血、痰浊、湿热等兼夹之邪（症），使病情迁延难愈，或变化、加重，因此必须把握疾病的标本缓急，灵活论治，正确处理好邪正关系，标本兼顾。在扶正过程中，病情反复加重有邪实表现露头，当及早祛邪，以截断病邪深入。待邪祛再予扶正，方可转危为安。在祛邪过程中，要重视邪实可能伤气或伤阴，当预护其虚，以防正虚的进一步加重。切不可混淆邪正的主次地位，一味扶正或祛邪，犯"虚虚实实"之戒。

（六）对病分期辨证论治

对病分期辨证论治适用于慢性、复杂性疾病的诊治。分期一般多以现代理化检查指标为依据，用以明确疾病的阶段性，辨证采用中医传统的四诊合参。吕仁和教授常将糖尿病分为三期十三证进行辨证论治。

一期：糖尿病前期（脾瘅期）。此期特点为饮食旺盛，形体胖壮，精力充沛，但无典型糖尿病症状，血糖偏高，但无尿糖，应激状态下血糖明显升高时出现尿糖，血脂偏高；可分为阴虚肝旺、阴虚阳亢、气阴两虚三证。

二期：糖尿病发病期（消渴期）。此期特点为或无或有典型糖尿病症状，血糖尿糖、糖基化血红蛋白均高，血脂常偏高；可分为阴虚燥热、肺胃实热、湿热困脾、肝郁化热、肺热化毒、气阴两伤、经脉失养七证。

三期：糖尿病并发症期（消瘅期）。此期特点为至少1个以上并发症出现。其证型、证候较多，主要分为气阴两虚、经脉不和；痰瘀互结、阴损及阳；气血阴阳俱虚、痰湿瘀郁互结三证，具体治法及用药见前面章节。

第六节　三自如意表

糖尿病病程长，充分调动患者的积极性，进行有效的糖尿病相关指标的监测是病情能否良好控制的重要环节。吕仁和教授设计的"三自如意表"，可有效指导糖尿病患者自我治疗。所谓"三自"包括三方面：自查、自找、自调。"三自如意表"是糖尿病患者进行自我监测的良好工具，简单易行，行之有效。

一、自查

自己查，即自己要学会查血糖。过去吕仁和教授强调查尿糖，在明确肾糖阈正常的前提下，可通过查尿糖而知血糖。目前，随着检测手段与医疗仪器的发展，家庭血糖仪已经普及，在家也可与在医院就诊时一样便捷、准确地检测血糖。通过查血糖，找到影响血糖变化的因素，体会血糖波动的自身感觉和症状变化。然后把找到的因素进行多次调控和验证，探索具有个体化特点的血糖波动规律，从而达到不检查或少检查就可以感知和了解自己的血糖高或低，以及用什么方法可以调整到如意的程度。同时也要重视测血脂、血压及体重。

血糖监测的时间和频率，需根据病情的实际需要决定。根据2015

年《中国血糖监测临床应用指南》的意见，血糖监测的时间点一般为餐前、餐后2小时、睡前和夜间（一般为凌晨2—3时），不同检测时间点有不同的适用患者群体。①餐前血糖：适用于空腹血糖较高，或有低血糖风险者（老年人、血糖控制较好者）。②餐后2小时血糖：适用于空腹血糖已获良好控制，但HbA1c仍不能达标者，需要了解饮食和运动对血糖影响者。③睡前血糖：适用于注射胰岛素者，特别是晚餐前注射胰岛素者。④夜间血糖：适用于经治疗血糖已接近达标，但空腹血糖仍高或疑有夜间低血糖者。另外，出现低血糖症状时应及时监测血糖，剧烈运动前后也应监测血糖。

不同的患者应根据自身情况，采取灵活和个性化的血糖监测方式。

（1）采用生活方式干预控制者，可根据需要，有目的地通过血糖监测了解饮食控制和运动对血糖的影响来调整饮食和运动。

（2）使用口服降糖药者，可每周监测2～4次空腹或餐后2小时血糖，或就诊前1周内连续监测3天，每天监测7次血糖（早餐前后、午餐前后、晚餐前后和睡前）。

（3）使用胰岛素治疗者，可根据胰岛素治疗方案进行相应的血糖监测。①使用基础胰岛素者，应监测空腹血糖，根据空腹血糖调整睡前胰岛素的剂量。②使用预混胰岛素者，应监测空腹和晚餐前血糖，根据空腹血糖调整晚餐前胰岛素剂量，根据晚餐前血糖调整早餐前胰岛素剂量。空腹血糖达标后，注意监测餐后血糖，以优化治疗方案。③使用餐时胰岛素者，应监测餐后或餐前血糖，根据餐后血糖和下一餐餐前血糖调整上一餐前的胰岛素剂量。

（4）特殊人群（围术期患者、低血糖高危人群、危重症患者、老年患者、1型糖尿病患者、妊娠期糖尿病患者等）的监测，应在医生指导下实行个体化监测方案。

当前，各国的防治指南已将自我血糖检测（self-monitoring of blood glucose，SMBG）列入糖尿病治疗方案的重要部分。认为SMBG能够反映实时血糖水平，评估空腹血糖、餐前血糖、餐后2小时血糖、生活事件（饮食、运动、情绪及应激等）以及药物对血糖的影响，发现低血糖，有助于为患者制订个体化生活方式干预和优化药物干预方案，提高治疗的有效性和安全性，是糖尿病患者日常管理重要和基础的手段。这充分反映出吕仁和教授在糖尿病管理方面，认识上的深刻性和超前性。

二、自找

自己找，即根据血糖低或高，自己找原因。如：①饮食的量和质是否合理。②运动的量和方式是否适当。③自己的情绪是否波动，心态是否失调，工作压力是否过大。④用了什么药，是否有效。⑤有无感冒、感染、过热、过疼、受惊等不良因素刺激。一旦找到了可能的原因，要通过实践来调理验证，久之则可找到规律。

三、自调

自调，即找的原因是否准确，需要验证，一次不算，二次不定，多次则成。找到了原因，则可以作为自我调理的根据。

总之，通过自查、自找、自调，久而久之，便可用意识来了解自身的血糖变化规律，并用意识指导自身调节，选用相应的措施予以解决，直到如意的程度（见表3-3）。

表3-3 三自如意表（自查、自找、自调）

身高： m　　体重： kg　体质指数： kg/m^2

分类 内容 日期	血糖			血压	血脂	体重	症状 心、脑、肾、肝、肺、五官、双眼、皮肤等	措施 基本＋选择措施
	早	中	晚					

第四章

"十八段锦"与糖尿病分阶段保健操

运动对疾病的调养十分有益，尤其对于糖尿病等代谢性疾病来说，运动更是重要的治疗方法之一。适当运动，能够疏通经络，调和气血，改善血流，强筋壮骨，有利于降低血糖、血脂、血黏度，软化血管，并可调整因血糖高引起的蛋白、脂肪等代谢紊乱，减轻胰岛素抵抗等。吕仁和教授十分推崇气功调养的方法，并吸取了"八段锦""太极拳"及近代一些健身运动方法，编制了一套"十八段锦"，还总结出了糖尿病分阶段保健操，灵活运用于临床。

第一节　气　功

气功是起源于中国的一种健身祛病方法，古称吐纳、导引、静坐、行气、服气等。"气功疗法"一词始于1933年董志仁《肺痨病特殊疗养法》，到1955年正式统称为气功。气功通过自身意念（调意）、呼吸（调息）和姿势（调身）的锻炼，发挥人的主观能动性，调动人体的潜力，调整身体内部的功能，增强体质，提高抗病能力，从而起到防病、治病、强身的目的。早在《黄帝内经》中就有"导引吐纳"治疗"肾有久病"的气功方法。汉代华佗倡导"导引法"，李时珍所著的《奇经八脉考》、孙思邈的《千金方》、巢元方的《诸病源候论》等古代中医经典中均有气功养生的专门论述，明代名医徐春圃所著的《古今医统大全》曾专门总结了古代气功养生的经验。中国气功养生方法用于健身祛病从未间断，代有新人。

气功有动功和静功之分，二者各有特点，又密切联系。传统中医理论认为：动则生阳，静则生阴。《素问·上古天真论》中"提挈天地，把握阴阳，呼吸精气，独立守神，肌肉若一，故能寿敝天地……"的论述就是对静功方法的具体描述。静功纳起来有吐纳、行气、打坐、禅定、炼丹、静坐等。静功的静并不是绝对的，而是外静内动，静极生动，强调意和气的训练。即是说，身体的外部形态表现为安静不动，而体内的气血在意念的驱使下按一定的规则有序地运行着，故古有"内练精气神，外练筋骨皮"的说法。"动功"是指有形体运动的功法。动功多是外动而内静，动中求静，紧中求松，故曰："静未尝不动，动未尝不静。"自古以来，动功功法很多，多是以肢体运动为主；静功则多为练习单纯的姿势，但都要求有意念和呼吸的练习。

一、气功练习原则

练习气功的基本要求是"心要清，息要静，身要松（放松）"，并灵活调整动静、快慢、松紧等。健身气功有 5 项基本原则，实际也是气功功法普遍应遵循的原则。

1. 松静自然

"松"是指"身"而言，"静"是指"心"而言。"自然"是针对练功的各个环节提出来的，姿势、呼吸、意守、心情和精神状态都要舒展、自然。松静自然不仅是确保练功取得功效的重要法则，而且也是防止练功出偏的重要保障。

2. 动静相兼

动静相兼是指"动"与"静"的有机结合，这里的"动"是指"动功"，"静"指的是"静功"。动静相兼要根据习练者的体质、精神状态和练功的不同阶段，灵活调整动功与静功的比重。有的人以动功为主，有的人以静功为主。即使是同一个人，在不同的练功阶段，有时侧重动功，有时则应侧重静功。究竟怎样选择，一方面靠老师指导，另一方面靠自己的体验进行调整。

3. 练养结合

练养结合是指练功与自我调养结合起来。练功对增强体质、促进身心健康的作用是非常明显的。然而，只顾练功，不注意调养，就违背了练养结合的原则，也就达不到预期的健身效果。两者必须密切结合，才能相得益彰。

4. 循序渐进

气功的动作虽然简单，但要纯熟掌握，需要一段时间才能逐步达到。练好气功，不能急于求成，不要设想几天之内就能运用自如，必须由简到繁，循序渐进，逐步掌握全套功法。练习功法应先打好基础，一步一个脚印，勤于动脑，善于总结，不骄不躁，这是确保功效早日显现的重要保证。

5. 持之以恒

同是健身气功习练者，但取得的功效差别常常很大。其中原因众多，如修炼不当、杂念太多、外部干扰等。然而，不能持久是诸多因素中最容易出现而又难以克服的毛病。一旦习练者偏离了习练法则，或操之过急，或时练时停，或巧取捷径，则习练将半途而废。纠正要靠自己，要靠自己的决心和毅力，要在端正自己练功目的的前提下，纠正其心理状态。只有这样，才能收到点点滴滴功效的累积效应。

二、糖尿病的气功康复疗法

（一）内养功

1. 功法

（1）卧位：以正卧位为宜，双上肢自然放开，排除杂念，静养几分钟。宜采用顺腹式或逆腹式呼吸法，鼻吸鼻呼，呼吸过程中夹有停顿，并配合默念字句。第一种方法：默念第一个字时吸气，念中间字时停顿呼吸，念最后一个字时将气呼出。如默念"我要静""个人静坐""静坐身体好""静坐我病痊愈"等。字数越多，停顿时间越长。第二种方法：吸气、呼气均不念字，从鼻呼吸或口鼻兼用，先行吸气，随之徐徐呼出，呼吸完毕开始停顿时念字。

长期锻炼可出现止息现象，似有似无"吸气缔绵，出气微微"的高境界，此为动静之互养，并意守丹田，使气血充盈。

（2）坐位：体姿自然舒适，易于全身放松。练法同卧位。

内养功，除止息外，还有练功中的静休。练功20分钟左右，由腹式呼吸变为自然呼吸，意守丹田，静养3～5分钟。如此，每次练功中休息几次，息功时用升降开合之法，全身放松后息功。每日练2～4次，每次10～30分钟。

2. 作用

（1）本功能练气保健，炼精化气，调整脏腑，平衡阴阳，益气养精。

（2）糖尿病可采用第二种呼吸法，并配合练强壮功。

（二）强壮功

1. 功法

子午时分练功，可根据情况采取站式、坐式或自由式。这里主要介绍站式功法，也称站桩，是从古代健身术和武术内家拳的某些基本功法发展而来的。

自然站式：两足平行同肩宽，双膝微屈，不过足尖，松胯放臀，直腰松腹，含胸拔背，沉肩坠肘，虚腋松腕，掌心向内，手指自然分开微屈下垂，头若悬虚，两目平视，或含光内视。若手指向前伸直，掌心有意下按，称下按式。若屈肘呈环抱状，如抱球一般，称抱球式。双手可置小腹前（下丹田）或胸前（中丹田），位置高低可调节运动量。呼吸要求同内养功，也是鼻呼鼻吸，舌抵上腭。深呼吸和逆呼吸饭后不宜进行，静呼吸则饭前、饭后均可。意守丹田，也可意守膻中、涌泉、印堂等穴。意守印堂时间不宜长。

2. 作用

养气壮力，调整阴阳，健身防病，延年益寿，可用于糖尿病以及伴有心血管、神经系统疾病较轻的患者。

（三）巢氏消渴之气功宣导法

本功法记载于《诸病源候论》，适用于以口渴多饮、小便不利为主要症状的患者，功理在于宣导肾津，以止消渴。

1. 功法

（1）松衣宽带，安静仰卧，腰部伸展悬空，用骶骨背着床席，两手自然置于体侧。双目微闭，随着呼吸的节律鼓起小腹，意在牵动气机，使之行水布气，津液上升。

（2）接上式，用舌在唇齿之间，由上而下、由左至右搅动 9 次；再由下而上、由右至左搅动 9 次；鼓漱 18 次，将口中产生的津液分数口徐徐咽下，并用意念将其下引到"丹田"，使水之上源下流，元龙归海，津布热减，静卧数分钟收功。

（3）收功后起立，走出室外，在空气清新、环境幽静之处缓缓步行。在一种愉快轻松的心境下，步行 120 ～ 1000 步，使练功后内在的有序在常态下尽可能地保持住,巩固已取得的引肾津、滋上源、止消渴的效果。

2. 作用

引肾元之水上升，以止口渴多饮。

（四）消渴内养功

1. 功法

（1）侧卧式：取侧卧位（左右侧皆可），头略向胸收，平稳枕于枕上，两眼半闭半开，微露一线之光，双目内视鼻准，不可真视，以防头晕；耳如不闻，口自然闭合，用鼻呼吸；身体上侧的手自然伸出；掌心向下，放于髋关节处；另一只手放于枕上，掌面向上，自然伸开，距头约有 3 寸；腰部略向前屈；上面的腿弯曲成 120 度，放在下面的腿上；下面的腿自然伸出，微微弯曲。姿势摆好后即可开始意守丹田，施行呼吸法。

（2）仰卧式：取仰卧位躺于床上；头部放端正，位置较身体略高，枕头的高低以各人的习惯而定，主要是使头部舒适；全身肌肉放松，保持呼吸道通畅；两腿自然伸直，脚尖向上，两手自然放于身体的两侧，眼、耳、口、鼻的动作与仰卧式相同，然后开始意守丹田，施行呼吸法。

（3）坐式：身体端正坐于凳上，姿势固定后不要摆动，头略向前低；躯干与两大腿呈90度；两脚自然分开与两肩同宽，并呈90度；两足平放于地上，不要蹬空；两手掌向下，自然放于膝盖上方的大腿上；肘关节自然弯曲，以舒适为宜，上身不要向后仰，不要耸肩挺胸，要垂肩含胸，眼、耳、口、鼻的动作与仰卧式相同；然后即开始意守丹田，施行呼吸法。

（4）呼吸法：口唇自然闭合，以鼻呼吸，开始时自然呼吸1~2分钟，然后再进行如下呼吸法。吸气时，舌头抬起顶住上腭，将气吸入丹田后停一会儿（停的时间长短以各人的肺活量而定），这时舌头顶住上腭不动；呼气时，舌头同时放下。这样周而复始地进行呼吸，一边默念字句。最初一般三字一句，如"津满口"。默念第一个字"津"的时候吸气，同时舌抵上腭；默念第二个字"满"的时候，呈停闭状态（即不呼不吸），舌抵上腭不动；默念最后一个字的时候，舌头放下，将气呼出。随着功夫的加深，肺活量的加大，可渐默念4个字或5个字，但一般不要超过7个字。如"津液满口""津液满口润""津液满口润肺"等。待津液满口时，以舌搅口，将津液分3次缓缓下咽至丹田。

2. 作用

练气化精，滋养全身，提高免疫功能。

（五）辅助功法

1. 润肺生津功

适用于辨证为肺热津伤的消渴病患者，症见烦渴多饮、口干舌燥、尿频量多、舌边淡红、苔薄黄、脉洪数。

功法：站立，两脚分开与肩同宽，脚尖微内收，微屈膝髋，全身放松，舌抵上腭，精神内守，两手缓缓从体两侧抬起至肩、肘、腕相平时，再缓缓屈肘向胸前回收，至距胸前两拳左右，两手呈抱球状，两少商穴微微相触，先平静呼吸，待安静后，再改为鼻吸口呼。开始吸一呼一，逐渐吸二呼一，练至一定程度后，可以吸三呼一。吸气时从指尖导气入鼻，意念将吸入之气下沉肺底，使两肺尽量充盈，呼气时意念循胸至腋，下循上肢前臂前内侧，入腕、贯掌及拇指、食指端。如此反复循行。练功时，若口中津液满口，便用意念下咽，意想津液覆盖两肺。

收功时，意念收回丹田，两手慢慢下降至小腹前丹田部，然后平擦胸前、两胁，放松四肢，结束练功。

2. 调胃润肠功

适用于辨证为胃热炽盛的消渴病患者，症见多食易饥、形体消瘦、大便干结、舌苔黄燥、脉滑实有力。

功法：站立，两脚平行分开，略宽于肩；两上肢自然下垂，微屈膝髋，自然呼吸，意守中脘。安静后，前后抖动膝髋，渐渐向上抖至胃肠，自觉胃肠在腹内轻轻抖动，抖动 3 ~ 5 分钟。然后将两手缓缓放于肚脐部，两手重叠，左手在下，右手在上，腹式呼吸。吸气时两手向左下方摩半圈，呼气两手向右下方摩半圈。如此顺时针摩动 99 圈。最后以两掌擦背部脾俞、胃俞，上下擦动以热深透为度，再抖动四肢结束练功。

3. 养肾止消功

适用于尿频量多、混浊如脂膏，口舌干燥，舌红、脉滑细数为主者，宜加练。

功法：站立，两脚分开与肩同宽，两脚平行，足趾抓地，微屈膝髋。两目半合半开，舌抵上腭。两手从体侧缓缓放于脐下丹田部位，两手重叠，左手在上，右手在下。开始时自然呼吸，神意内守，自觉手下微热时改为腹式呼吸，吸气时小腹外凸，呼气时收腹提肛。意守掌下。如此 15 ~ 20 分钟。收功，两目缓缓睁开，两手缓缓从丹田处放于体侧，抖动四肢，放松全身关节。

第二节 "十八段锦"

　　吕仁和教授吸取古代"八段锦""太极拳"及近代一些健身运动方法，编制了一套"十八段锦"。"十八段锦"通过全身各部位轻缓而有力度的活动，起到健身防病的作用，特别适合体质较弱、难以承受重体力活动的人，或没有条件进行锻炼的脑力劳动者，对糖尿病患者尤为适用。"十八段锦"可以整体练习，也可以分级、分段练习，因为每段有各自的治疗和健身作用。锻炼时可急可缓，可快可慢，可多可少，可轻可重，根据各人合适的规律、节奏进行即可，不受他人影响。练习时不需要专门设备，只要有两平方米的场地，空气不污浊即可。

　　吕仁和教授练习"十八段锦"35 年，受益匪浅，较顺利地完成了大量的医、教、研工作，至今仍天天坚持练习，身体甚是健康。

　　"十八段锦"分为初、中、高三级，每级为六段。

初级：六段。

第一段：起势。

第二段：双手托天理三焦。

第三段：五劳七伤向后瞧。

第四段：拳击前方增气力。

第五段：掌推左右理肺气。

第六段：左右打压利肝脾。

中级：十二段（加初级六段）

第七段：拳打丹田益肾气。

第八段：左右叩肩利颈椎。

第九段：左右叩背益心肺。

第十段：金鸡独立养神气。

第十一段：调理脾胃须单举。

第十二段：摇头摆尾去心火。

高级：十八段（加初级六段、中级六段）

第十三段：双手按腹补元气。

第十四段：双手攀足固肾腰。

第十五段：左右开弓似射雕。

第十六段：捶打膻中益宗气。

第十七段：全身颤动百病消。

第十八段：气收丹田养筋骨。

第一段：起势

功法：

（1）立正姿势，右腿向右跨出一小步，使两脚分开与肩平宽，两手臂自然下垂。意守下丹田，自然呼吸。全身轻轻转动，默念：全身放松，百节贯通。

（2）自觉全身基本放松，各个关节已被经络气血贯通时接下段。

作用：起势是练功的基础。意念集中在下丹田，全身放松，并觉得各个关节已被经络气血贯通，可提高练习效果，练完后全身更加轻松有力。

第二段：双手托天理三焦

功法：

（1）缓缓吸气，随吸气两手臂从身体两侧慢慢上举，掌心向上，意想两手心劳宫穴打开也在吸入天地间的清气，两手上举到头顶时，两手五指并拢，指向头顶百会穴。

（2）缓缓呼气，随呼气意想由劳宫穴吸入的清气，经手指向百会穴注入头脑内，此时意想着脑内出现一种轻松、凉爽、明快的感觉，同时使五官各窍通畅。

（3）缓缓吸气，随吸气两手十指在头顶部交叉，翻掌上托，意想托天的同时使人体上、中、下三焦理顺，双脚跟可略略提起，待吸足气后，接下一个动作。

（4）缓缓呼气，随呼气两手十指分开，从身体两侧慢慢放下，同时气沉丹田。

（5）缓缓吸气，随吸气两手臂向后扩张，手掌向前，待吸足气后，接下个动作。

（6）缓缓呼气，随呼气两手臂慢慢放下，手心向下。

以上动作反复 5～6 次。

作用：双手托天，理顺三焦，疏通经络，调和气血，为下一步练习做好准备。

第三段：五劳七伤向后瞧

功法：

（1）缓缓吸气，随吸气两手臂环抱于胸腹交接部位。

（2）缓缓呼气，随呼气两手十指在剑突下鸠尾穴（位于胸部肋骨左右相合处，向下 1 寸。可用于胸闷咳嗽、心悸、心烦、心痛、呕逆、呕吐、惊狂、癫痫、脏躁、胃神经痛、肋间神经痛、胃炎、支气管炎、神经衰弱等病）外的 10cm 处交叉，待呼气完毕后接下。

（3）缓缓吸气，随吸气两手十指紧握，两脚十趾向下用力抓地，头向左后方平视，待气吸足后接下一个动作。

（4）缓缓呼气，交叉的十指放松，抓地的十趾放松，头转向正前方，全身都放松。

（5）缓缓吸气，随吸气两手十指紧握，两脚十趾向下用力抓地，头向右后方平视，待气吸足后接下一个动作。

（6）缓缓呼气，交叉的十指放松，抓地的十趾放松，头转向正前方。

以上动作左右各重复两次。

作用：本段运动可使手脚的十宣穴（位于十个手指尖端的正中，左右手共十个穴；常用于中风、中暑出现昏迷时的急救）打开，全身十二经络及奇经八脉全部动员，使经络疏通流畅，从而促使全身脏腑经络疏通，无论是五劳（血、气、筋、骨、肉造成的外在及内在的劳伤）还是七伤（指喜、怒、忧、思、悲、恐、惊七种情绪外在及内在所受的劳伤）所致的不适均可慢慢消除。

第四段：拳击前方增气力

功法：

（1）起势于轻松愉快的迪斯科跳跃，同时自己轻轻叩齿，感觉跟上音乐节奏后，接下一个动作。

（2）右手攥拳向前方猛击，同时左手攥拳向后方猛击，接着如法左右交换前后猛击，约2秒钟交换1次，轻叩齿4次，如法26～56次。

作用：本段动作，通过轻微跳跃同时拳击前方，使全身经脉疏通，气血流畅，濡养筋骨，清除废物，做完后会感觉全身轻松，气力倍增。初练时宜缓，用力不能过度。

第五段：掌推左右理肺气

功法：

（1）本节可配有轻松愉快的迪斯科跳跃，并随着音乐的节奏轻轻叩齿。

（2）右手手掌向右前方推打，同时左手手掌向左后方推打，接着如法左右交换前后猛击，约2秒钟交换1次，轻叩齿4次，如法26～56次。

作用：可疏理肺气，使肺气宣达，化气布津，通调水道，补肺益气，益肾健脾，化痰利水。

第六段：左右打压利肝脾

功法：

（1）右手抬起，转身向左下方打压，回身站直后，右手手掌向右大腿外侧足少阳胆经的风市穴（在大腿外侧正中，以手贴于裤中线，中指尖下便是）叩打，运动中心里默念1……1……1……

（2）左手抬起，转身向右下方打压，回身站直后，左手手掌向左大腿外侧足少阳胆经的风市穴叩打，运动中心里默念2……2……2……

（3）这样两手交替打压，叩打26～56次。

作用：左右转侧运动可促进肝脾区经络疏通，气血流畅，使腰、腿、臂部四肢之筋、骨、肌、皮、脉都得到运动。另外，风市穴居足少阳胆经，也在阳脉上，是人体"风"出入交换的场所。一般认为，风邪易入不易出，上有风门穴是风之出入门户，不易外出之风邪主要靠风市穴交换。经常叩打风市穴，不仅可使胆经活，阳脉通达，全身气血流畅，还可使体内风邪外出，肝脾气血循环改善，保护肝脾功能，促进全身健康。

第七段：拳打丹田益肾气

功法：

（1）双腿略向下呈半蹲式，右手攥拳摆向前方，拳心对准下丹田前面；左手攥拳摆向后方，拳心对准下丹田后面。

（2）双腿弹直的同时，两拳分别猛打前后丹田，先轻后重。

这两步实际是连续动作，练的过程中不能出现明显停顿，以上动作反复26次。

作用：下丹田位于小腹，是人体元气潜藏之地。前后丹田连接腰、骶、髋，内有大小肠、膀胱、直肠，女子有子宫及附件，男子有精囊、输精管等。丹田的气血旺盛是人体轻劲有力的源泉。经过运动和捶打，可振奋元气，通活下焦经络，使气血通畅，提高机体免疫功能，有病可治，无病强身。

第八段：左右叩肩利颈椎

功法：

（1）右拳掌侧叩左侧肩井穴（位于大椎与肩峰连线中点，肩部筋肉处，主治肩背部疼痛），左拳背侧叩右后背的一斗米穴（位于肩胛骨最下端外侧），同时上半身略向左转。

（2）左拳掌侧叩右侧肩井穴，右拳背侧叩后背的一斗米穴，同时上半身略向右转，以上动作反复26次。

作用：颈椎是支持头部的主干，宜直不宜弯。颈椎要想保持正直，需要前后左右的肌肉、肌腱、神经、血管的协调，使其保持相对平衡。这种平衡是运动中的平衡，而不是静止不动的平衡。这种平衡要靠经脉疏通，气血通畅。本节不仅能起到这种作用，叩打肩井穴还可以利关节，清头目，降血压。一斗米穴是一个经验奇穴，可利咽喉。

第九段：左右叩背益心肺

功法：

（1）右手掌叩打左大杼穴（位于第1胸椎棘突下旁开1.5寸）、风门穴（第2胸椎棘突下旁开1.5寸；主治伤风、咳嗽、发热、头痛、项强、胸背痛）、肺俞穴（第3胸椎棘突下旁开1.5寸；主治咳嗽、气喘、吐血、骨蒸、潮热、盗汗、鼻塞）、心俞穴（第5胸椎棘突下旁开1.5寸；主治心痛、惊悸、咳嗽、吐血、失眠、健忘、盗汗、梦遗、癫痫），左手背叩打右膈俞穴（第7胸椎棘突下旁开1.5寸；主治胆道病证、胁痛）、至阴穴（足小趾外侧夹角旁开0.1寸；主治头痛、目痛、鼻塞、鼻衄、胎位不正、难产）及肝俞穴（第9胸椎棘突下旁开1.5寸；主治黄疸、胁痛、吐血、目赤、目眩、雀目、乳腺病、癫狂病、脊背痛）、胆俞穴（第10胸椎棘突下旁开1.5寸；主治胆道病症）、脾俞穴（第

11 胸椎棘突下旁开 1.5 寸；主治腹胀、黄疸、呕吐、泄泻、痢疾、便血、水肿、背痛）、胃俞穴（第 12 胸椎棘突下旁开 1.5 寸；主治消化不良、胃病、慢性出血性病证）等。

（2）左手掌叩打右大杼穴、风门穴、肺俞穴、心俞穴，右手背叩打左膈俞穴、至阴穴、肝俞穴、胆俞穴、脾俞穴、胃俞穴等。以上动作交换叩打 26 ～ 29 次。

作用：通过叩打以上穴位，可增加肺、脾、肝、胆功能，可以保护心脏，提高抗病能力，预防感冒。

第十段：金鸡独立养神气

功法：

（1）前 9 个动作完成后，稍事休息，使全身放松。接着右脚站稳，面向前方看定一个目标，左脚抬起，右手扳住左脚踝，左手扳住左腿膝外下方，站稳并轻轻叩齿 180 ～ 280 次。

（2）接着左脚站稳，面向前方看定一个目标，右脚抬起，左手扳住右脚踝，右手扳住右腿膝外下方，站稳并轻轻叩齿 180 ～ 280 次。

作用：本节动作简单，但必须精神集中，不能乱视或闭目，非常利于养神。

第十一段：调理脾胃须单举

功法：

（1）吸气，随吸气将身体重心放在左腿，右手上举过头，左手下压在左臀外侧，右脚略提起，左膝略弯曲，吸足气后接下一个动作。

（2）呼气，随呼气右手下移至腰部，同时左手上提到腰部，重心仍在左腿。

（3）吸气，重心不变，随吸气右手向右后方伸展，手五指并拢，手腕呈钩势，左手向左上方伸展，手掌伸直，回头目视钩手，待气吸足后接下一个动作。

（4）呼气，重心不变，随呼气左右手都拉回腰部，待气呼够。

（5）吸气，重心转向右腿，右手向右上方伸展，手掌伸直，左手向左后方伸直，手五指并拢，手腕呈钩式，回头目视钩手，待气吸足。

（6）呼气，重心不变，右左手都拉回腰部，待气呼够。

如法换为左，连做6次。

作用：脾主升，胃主降，上举助脾气上升，下压助胃气下降。转身后瞧钩手可使肝胆舒张，更利于脾升胃降。反复6次，以助脾胃升降功能恢复正常。

第十二段：摇头摆尾去心火

功法：

（1）吸气，随吸气两下肢呈骑马蹲裆式，两手分别压于两大腿前的伏兔穴（在大腿前面，髂前上棘与髌底外侧的连线上，髌底上6寸。主治腰痛膝冷、下肢麻痹、疝气、脚气）。

（2）呼气，随呼气头向左摇，臀向右摆，默数24个数后起立。

如上法，头向右摇，臀向左摆。反复2～5回。

作用：通过左右摇头摆尾活动，带动上下肢与胸腹部运动，改善全身气血循环，更使上焦之心火下降，可防治口干舌燥、舌红苔黄、便干尿黄、心烦急躁等。

第十三段：双手按腹补元气

功法：

（1）吸气，随吸气双手按压下腹丹田穴的腹主动脉跳动处。

（2）呼气，随呼气弯腰下蹲，默数26～56个数，待气呼尽后接下一个动作。

（3）吸气，慢站起，双臂后展，待气吸足后接下一个动作。

（4）呼气，随呼气意想从任脉下沉丹田直至脚心涌泉穴，待气呼尽后接下一个动作。

（5）吸气，随吸气意想涌泉穴处之清气，沿下肢后侧足太阳膀胱经上升，经过后丹田，继续沿督脉和足太阳膀胱经上升入脑内至百会穴，此时会感到头脑清爽，接下一个动作。

（6）呼气，随呼气意想头脑中沉浊之气沿任脉内侧下降，经内丹田下降至脚心涌泉穴排出，如此反复5～6回。

作用：在压下腹弯腰下蹲后，可直接压住腹主动脉起到反搏作用，使胸腹腔血液循环加强并改善，有利于保护内脏健康，在活动中经呼吸运气及放松，最有利于大脑的保健。

注意：心脑血管病早期及动脉硬化程度不高者可行轻缓按压，病情较重者必须在医师指导下进行，内脑有严重病变者必须在医师指导下进行。

注释：涌泉：在足底部，卷足时足前部凹陷处，约在第二三趾趾缝纹头端与足跟连线的前1/3与后2/3交点上。主治头顶痛、头晕、眼花、咽喉痛、舌干、失声、小便不利、大便难、小儿惊风、足心热、癫痫、霍乱转筋、昏厥。

第十四段：双手攀足固肾腰

功法：

（1）吸气，随吸气两手从前方上升并过头，意想从脚心涌泉穴来的清气经大腿后侧足太阳膀胱经上升，经过后丹田沿督脉上升至头顶百会穴。

（2）呼气，随呼气两手慢慢从前方下降，意想上身及头脑之浊气沿任脉下降经丹田下至脚心涌泉穴排出。

（3）吸气，随吸气两臂后扩，气吸丹田，吸足后接下一个动作。

（4）呼气，随呼气两臂下垂，待气呼够后接下一个动作。

（5）吸气，气吸丹田贯腰及肾，气吸足后接下一个动作。

（6）呼气，随呼气两手下垂攀脚弯腰，腿直。数26～56个数，觉呼气已够时，随呼气两手上举，直腰，如此反复2～6回。

作用：通过调息运气，使丹田气足，固护腰肾，特别有利于腰骶部健康，可使身体保持轻劲有力，提高免疫能力，以防病治病。

第十五段：左右开弓似射雕

功法：

（1）两腿站立略弯，右手呈剑指，向右上方弹射，目视剑指；左手呈拉弓势后拉，右手同时进行射拉运动，反复26次。

（2）反转身来，左手呈剑指向左上方弹射，目视剑指；右手呈拉弓势后拉，左手同时进行射拉运动，反复26次。

作用：通过左右射拉，运动上肢，下肢及腰、背、腹部都在运动，可促进肢体肌肉健康有力，也有助于保护颈、肩、腰、腿各关节，对颈椎病及肩周炎有良好的恢复作用。

第十六段：捶打膻中益宗气

功法：

（1）右手攥拳捶打膻中穴，同时左手攥拳捶打至阳穴。

（2）左手攥拳捶打膻中穴，同时右手攥拳捶打至阳穴。

如此反复5～6次。

作用：前膻中穴和后至阳穴之间即是宗气所在地。宗气是后天水谷之气和天源之气交会所生，是人体赖以生存之气。捶打膻中穴和至阳穴可以促进两肺和气管运动，化痰、除痰，保护肺及气管功能。

第十七段：全身颤动百病消

功法：

（1）双腿上下颤动，全身放松，两下肢及两上肢带动全身做有节奏的快速颤动。

（2）单腿上下颤动，身的重心左右移动，重心一侧下肢颤动全身。

各做1～2分钟即可。

作用：通过双下肢和单下肢交替颤动，可使全身放松，人感到轻松，全身各系统、各组织器官功能协调。

第十八段：气收丹田养筋骨

功法：

（1）回到起始势，站稳后随吸气两手臂环抱。

（2）呼气，随呼气两手交叉，气归下丹田，然后再意守丹田1分钟。

作用：使气归丹田，心情稳定平静，气养筋骨。

第三节 糖尿病分阶保健操

吕仁和教授根据糖尿病分期辨治的思想，认为针对糖尿病不同阶段，运动治疗方案也应当有所区别。据此，提出糖尿病分阶保健操，强调不同阶段可以分别选用不同的保健操。

一、脾瘅期保健操

脾瘅期根据其特点又分为早、中、后三期。

脾瘅早期的特征：食欲旺盛、精力充沛、形体胖壮、"吃嘛嘛香，干嘛嘛成"，没有认识到运动的重要性，轻易不会抽出时间运动，此期曰"壮"。

脾瘅中期的特征：早期久不运动，渐渐感到精力不足，虽然仍能"吃嘛嘛香"，却"干嘛嘛不成"，常感疲乏，懒得运动或力不从心，此期曰"懒"。

脾瘅后期的特征：体力逐渐下降，"吃嘛嘛不香，干嘛嘛不成"，精神状态不佳，完成任务感到困难，做什么运动也觉得困难，此期曰"难"。

（一）脾瘅早期保健操

针对脾瘅早期的特点，根据多年的临床经验，总结出5种锻炼方法。这些方法简便易学，即使工作忙碌，平时抽不出时间运动，也可在办公室轻松尝试。

1. 送气清脑

动作要领：正坐或正立均可，两臂向两侧水平伸出，手心向上，两手心（劳宫穴）开放，随着鼻部吸气，劳宫穴也吸入清凉之气。同时两臂上移至头顶百会穴，五指并拢、掌心空虚，随着呼气将劳宫穴吸入的清凉之气从五指向百会穴送去。此时头脑有一种轻松、清爽的感觉，当呼气尽时，两臂自然放下，反复2~3次。

（1）劳宫穴：位于手掌心，当第2、3掌骨之间偏于第3掌骨，握拳屈指时中指尖处。

（2）百会穴：位于头部，当前发际正中直上5寸，或两耳尖连线的中点处。

作用：工作疲劳、头脑不清爽时可做此操，可使头部轻松，神清目明。

2. 头手对抗

动作要领：正坐或正立均可，两臂向两侧水平伸出，五指分开在头顶交叉于头枕部，感到全身放松时，头部轻轻向后用力，两手轻轻向前用力，形成一种轻微、缓慢的对抗，心中默念1、2、3……100。

作用：伏案、看书1~2小时后可做此操，可放松颈部肌肉，改善脑部、五官、颈部、甲状腺、咽喉部的血液循环，防治颈椎病，使百脉流通，气血顺畅。

3. 盘腿摇摆

动作要领：在椅子上坐定后，自然将左腿盘到右腿上，左右腿反复交替，也可有频率地抖动脚踝，也可前后摇摆做弯腰运动。

作用：久坐会影响下肢血液循环和气血的流畅，有的甚至会出现静脉曲张。此操有利于改善下肢和腰背部的血液循环，优点是在椅子上运动，既不影响工作，也简便易行。

4. 伸伸懒腰

动作要领：正坐或正立均可，两臂向两侧自然伸向头顶，两手五指分开在头顶交叉、上翻，眼睛盯着手部，坚持 1 ~ 2 分钟，反复数次。

作用：工作紧张、久坐劳累时，全身肌肉紧张，特别是腰背、胸腹部感到沉重、疲劳，此操可使全身各部肌肉放松，消除疲劳感。

5. 下蹲放松

动作要领：双脚自然分开站立，双手搭在大腿上，整体下蹲，坚持 1 分钟后站起，动作宜舒缓，反复 5 ~ 10 次。循序渐进，由轻到重、由少到多、由慢到快。注意：若腿部沉重疼痛者，宜先做下肢动静脉检查，是否有血栓形成，有血栓者不宜做。

作用：看似简单、省时、原地就可做的小运动，实际上是一个全身性的大运动，五脏六腑、筋、脉、肌、骨无处不动，既能锻炼四肢肌肉，起到健"脾"功效；还能锻炼全身筋骨和腰膝，有益于肝肾；并能疏肝利胆，通利肠胃，舒畅三焦，防止高脂血症、脂肪肝、动脉硬化、高血压，保护心、脑、肝、肾诸脏。

（二）脾瘅中期保健操

脾瘅中期因于工作繁重、久不运动导致体力逐渐减退，精力常感不足，容易疲乏，干什么事情都觉得力不从心。而运动减少又常常导致精力更加不足，这就形成恶性循环。这个时期更需要进行一项短时间就可以疏通全身经络、使气血流畅、逐渐恢复精力的运动。脾瘅早期的 5 项运动，脾瘅中期仍建议坚持做，另可增加以下 3 种运动。

1. 叩打肩井增气力

动作要领：左手握拳，叩打右侧肩井穴；右手握拳，叩打左侧肩井穴，两侧交替进行，力度由轻到重，速度可快可慢，一般左右各叩打 26 次，以舒适为度。

肩井穴：位于肩上，前直乳中线，当大椎穴与肩峰端连线的中点，也是乳头正上方与肩线交接处，是手少阳三焦经、足少阳胆经、阳维经三经之交会穴。

作用：俗话说，"少阳经通一身轻松"。阳维经是阳气维护人体体表的经络，阳维经通耐热也耐冷。因为阳维经除维护肌表外，还能调节肌表，人体遇冷时可使肌表收缩，保暖防冷；遇热时可使肌表疏松散热、出汗，使热外散而防止身热。

《黄帝内经》认为："胆者，中正之官，决断出焉……三焦者，决渎之官，水道出焉。"足少阳胆经通畅，两侧的组织器官轻松。胆主决断的功能正常，可以帮助患者更准确地判断身体的不适；手少阳三焦经通畅，气道通，水道利，一身轻松，有助于缓解疲乏，交替叩打肩井穴就会有这样的作用。

2. 叩打膻中增免疫

动作要领：左手握拳叩打前胸两乳之间的膻中穴，右手握拳叩打与膻中相对应的至阳穴（在背部），左右手交替进行，由轻到重，可快可慢，前后各叩打 26 ~ 52 次。

（1）膻中穴：位于胸部的前正中线上，平第 4 肋间，两乳头连线的中点。

（2）至阳穴：位于背部，当后正中线上，第 7 胸椎棘突下凹陷中，两边有膈俞穴和膈关穴。

作用：膻中穴位居人体胸腺的位置。中医认为此处是宗气的发源地（宗气是由先天肾产生的元气，后天脾胃产生的水谷之气，加上肺吸入的天元之气，三气相合而成。此气流于血脉，灌注全身，滋润各组织器官），可见对人体免疫力的提高和促进健康有重要作用。叩打两穴可宽胸理气、畅通输送宗气的经脉，可提高机体的生机和活力，促进代谢，增加人体免疫力，保护心肺和肝胆。在叩打至阳穴的同时常常要连带上膈俞和膈关二穴，此三穴可使横膈通利，胸背胁部舒畅。针灸大师杨甲三教授说："此三穴合作，有行气活血、通经活络的作用，不仅有利于胸背两胁的疾病治疗，而且有提高全身免疫功能、预防疾病的作用。"

3. 叩打丹田增体力

动作要领：左右手握拳，交替叩打前后丹田穴。前后各叩打26～52次，由轻到重，速度可快可慢。

作用：做此运动可大补元气，通活冲、任、督、带等血脉，促进腰腹部气血流畅，可强壮泌尿生殖、胃肠功能，提高全身免疫力，增加活力，消除疲劳。

（三）脾瘅后期保健操

该期由脾瘅早、中期逐渐发展而来，体力明显下降，故应选用活动强度较小而且缓和的运动方式锻炼。除选用早、中期可做的运动外，以下3种运动更有利于体质改善。

1. 搓揉两膝治膝疼

动作要领：正坐位，两膝部可有单衣，最好不隔衣，用两手转着圈搓揉100次以上，以有温热感为度。

作用：俗话说：人老腿先老。腿病多在膝，两膝关节是人体足三阳经、阴维、阳维、阴跷、阳跷经脉上下通行的关道。劳累、活动后或感受风寒湿邪，最易使关道闭塞不畅，从而影响诸多经脉的通行，不通则痛，即关节有病，轻则酸痛，活动后减轻，重则胀痛、肿痛、变形，影响行走。每日搓揉几次则可祛风散寒利湿，通经活络，行气活血，疏通关道，帮助诸经脉通行，可防治膝关节疼痛以及减轻骨质疏松和增生。

2. 推揉马面经解疲劳

动作要领：正坐，用两手掌推揉马面经（大腿前面和两侧面前形似"马面"），各推揉100次以上，以有温热感为度。

作用：马面经正中是足阳明胃经，其内侧是足太阴脾经，再内一点是足厥阴肝经，其外侧是足少阳胆经，前面有阴维、阴跷脉相伴。人之下肢轻健有力、耐劳，多由此处主宰，若过度劳累得不到休息可致经络不活、气血不畅，所行经脉疲惫，则觉疲乏无力、两下肢沉重、不愿意行动。推揉本经可疏经活血、通经活络，从而供足下肢氧气和养料，清除废气和废料，则可使诸经脉通畅，下肢轻快，消除疲劳。

3. 两腿互助运动利全身

动作要领：取平躺位，两手十指交叉放在枕部，使全身放松。选用委阳、合阳、承山三穴为中心交替揉搓或敲打，分一、二、三节。

第一节：选委阳穴，位于腘横纹外侧，当股二头肌腱内侧。在合阳穴外前方、阳陵泉穴后方、足少阳胆经和足太阳膀胱经中间。主治腹胁胀满、小便不利、大便不畅、腰脊强痛、下肢挛痛。

左腿呈屈膝位，右小腿搭在左膝上，用右小腿上外侧与左膝外上方搓揉26～120次，感觉累了；换右腿呈屈膝位，左小腿搭在右膝上，如上法在右膝外上方搓揉26～120次，如此交换则可。初做时不能太多，否则容易疲乏，影响以后锻炼的兴趣。

第二节：选合阳穴，位于小腿后面，当委中与承山的连线上，委中下2寸。主治脊背腰腿疼痛、下肢痿痹。

左腿呈屈膝位，右小腿搭在左膝上，用右小腿上下运动，轻轻揉搓或敲打左膝顶部，先轻、慢、少，当感觉很好时，可重、快、多，但不能太疼，疼了或累了与对侧交换做，太累了将两腿放平休息。

第三节：选承山穴，位于小腿后面正中，委中与昆仑之间，当伸直小腿或足跟上提时腓肠肌肌腹下出现尖角凹陷处。主治腰背痛、小腿转筋、便秘、腹痛。

左腿呈屈膝位，右小腿搭在左膝上，用右小腿的承山穴在左膝顶部轻轻揉搓或敲打26～120次，感觉累了交换做，累了把两腿放平休息。

作用：第一节做完后，两侧胸胁腹部会感到轻松，有痰可利，有滞能行，有胀可解，甚至同侧眼、耳、口、鼻、头项部病变也能够减轻。第二节做完后，可使大腿后侧、臀、腰、背、颈、头后部的筋、脉、血脉通行，使其疼痛、酸胀逐渐减轻。第三节做完后，可使第二节的作用加强，另外对小腿、脚部疼胀都有较好的效果。最后两腿放平，双手臂自然放下休息，可使全身放松，深呼吸几次，会觉得全身舒服有劲。

二、消渴期保健操

消渴期的患者多在脾瘅期（糖尿病前期）的基础上出现脾热不减、精神紧张、心火亢盛、二阳（手阳明大肠经和足阳明胃经）结滞、饮食旺盛、口渴多饮、疲乏加重、形体渐瘦、大便干结等症，因甘甜之气过满上溢而形成，这正是《内经》所说的"二阳结谓之消""二阳之病发心脾"所致。此期血糖升高，达到糖尿病诊断标准，而症状却千差万别，有的患者可能没有明显症状，仅仅血糖升高，这时候就应该及早治疗，"防患于未然"，不能等症状明显时再防治。西医学证实，血糖持续升高会使人体产生糖毒，这正是《内经》所讲的"陈气"，应"治之以兰，除陈气也"。若"陈气"不除，复加"怒气"则容易转入消瘅期（糖尿病并发症期）。并发症一旦出现，则全身的各组织器官都容易受"陈气"（糖毒）的伤害，进而出现并发症。

当患者处于糖尿病消渴期时，各种并发症还未出现，但随着病情不断加重，并发症逐渐有出现的趋势，为此应积极宣教，加强饮食、运动等方面的防治。运动疗法见效较慢但非常重要，所以应鼓励并敦促患者重视运动疗法，提早学习各种保护肢体和脏器的运动，以辅助防治并发症。介绍几种消渴期适宜的运动疗法。

（一）防治手臂麻疼的上肢运动

经常增加上肢和手指肌肉活动，可疏经活络，行气活血，促进血液循环，使气血流畅，防治手臂麻木疼痛症状。

1. 十指相叩运动

方法简单易行，次数可多可少，力度可轻可重，效果甚佳，双手十指交叉，进行相握、相叩、相拉运动。

手三阴经从胸腹走到手，手三阳经从手走到头。民间素有"十指连心"的说法，十指的运动不仅可以防治手指、上肢的麻疼，还能疏通胸腹、头面的经络，对胸腹和头面部组织器官的相关疾病起到很好的防治作用。生活中不少长寿老人都经常做此运动。十指是络脉的末端，其大络、小络、缠络、孙络是气血流经难行之处，气血不易通行而容易留滞，一旦留滞则疼痛难忍，小滞则麻疼，大滞则胀疼、剧痛，所以经常做此运动对防范指肢病变极有好处。

2. 手背手掌伸屈运动

先用力握拳，再伸直手掌及手指，做握拳、手指平伸的交替运动，以活动指间、掌指关节及肌肉，使其松解。本运动可配合十指相叩以提高疗效。

3. 肩肘关节运动

将手掌向上，两臂平举，迅速握拳及屈曲肘部，努力使拳达肩部，再迅速伸掌和伸肘，然后两臂向两侧平举，如法反复3～5次。这样既可活动肘关节、小臂肌肉，也可活动手指、腕关节等。增加上肢和手指肌肉的活动，促进血液循环，可以预防和减轻糖尿病患者手臂麻木疼痛的症状。

4. 按摩三阴三阳经

三阳三阴经是指手臂外侧的手三阳经（手太阳小肠经、手阳明大肠经、手少阳三焦经）和手臂内侧的手三阴经（手少阴心经、手太阴肺经、手厥阴心包经）。

在温度适宜之处，患者可以脱去外套，用双手交替按摩臂内侧和外侧的经脉循行部位。按摩时先按手厥阴心包经,《黄帝内经》有"膻中（心包）者,臣使之官,喜乐出焉"。本经络通畅,可宽胸理气,养心利肺,使心胸开阔、心情舒畅、脘腹气降、饮食改善；再按手少阳三焦经,《黄帝内经》有"三焦者,决渎之官,水道出焉"。人体水道通,小便利,废物清除,病邪外出,一身轻松。有咳嗽气短、痰喘不利者加按手太阴肺经,有头晕失眠、后鼻道胀痛者加按手少阴心经,有大便不畅或溏泄者加按手阳明大肠经,有消化吸收不良者加按手太阳小肠经。加按的经络也可顺经用捏揉手法。

（二）防治腰背疼痛的运动

此操能使胸、背、腰部肌肉紧张松解,对糖尿病患者出现的胸、背、腰部的劳损性疼痛有较好的防治作用。开始练习宜缓、宜慢、宜短、宜少,以胸、腹、腰、背部轻松为度。练习一段时间后,可快、可慢、可缓、可急、可长、可短、可多、可少,以自觉舒适为好。注意此操需要配合呼吸,方能取得良好的效果。

1. 站式运动

（1）靠墙蹲坐运动：背靠墙站立,脚跟距离30cm,在收紧腹肌的同时缓慢屈膝45度左右,向外呼气并心中默数1、2、3……16或26个数,自觉气已呼尽,正想吸气时,随着吸气缓慢回到站立姿势。如此重复做5～10次。

（2）脚跟抬放运动：直立,将身体重量均匀地放在双脚上,慢慢地将脚后跟抬起、放下,抬起时吸气,双眼上视,放下时呼气,双眼平视或向下视,头部始终保持正直,重复做10次。

（3）后抬腿运动：双手扶椅背,将一侧腿向后上抬起,膝关节不能弯曲,吸气同时头向后转,双眼注视脚跟方向,感觉气已吸够再缓慢返回,同时呼气,头眼转向前方平视。另一侧同样。每侧重复做3～5次。

（4）叉腰挺胸运动：双脚稍微分开站立,双手叉腰,双膝平直,以腰部为支点，身体缓慢向后弯曲，同时吸气，双眼向后上方仰视，自觉气已吸够时缓慢复回原位，同时呼气，重复做 3～5 次。

2. 坐式运动

抬腿运动：端坐在椅子上，双腿伸直与地面形成一定角度，吸气的同时尽量抬起一侧腿至齐腰高度，自觉气已吸够时再返回地面，同时呼气。如法做另一侧腿，每侧做 3～5 次。

3. 卧式运动

（1）脚跟滑动运动：仰卧，吸气的同时慢慢屈膝，自觉气已吸够时再伸直，同时呼气，重复 5～10 次。

（2）单膝到胸伸展运动：仰卧屈膝，吸气同时用手放到腘窝，将一侧膝部向胸靠拢，自觉气已吸够，呼气同时放松复位。如法做另一侧腿，每侧重复做 3～5 次。

（3）卧位抬腿运动：俯卧，一侧腿部肌肉收紧，吸气同时抬离地面，保持腿部抬高位，数到 10，自觉气已吸够，呼气同时返回地面。如法做另一侧腿，每侧重复做 3～5 次。

至于消瘅期，即糖尿病并发症阶段，常常表现为心、脑、肾、足、眼底等多种并发症并存，或者是一种并发症为主，兼有其他并发症，保健操可以参考脾瘅期、消渴病期进行，同时也应考虑患者的具体病情，具体是哪种并发症为主，尤其还应重视心脏功能等。

下 篇

糖尿病并发症辨证治疗

第一章

糖尿病肾脏病辨证治疗

糖尿病肾脏病（diabetic kidney disease,DKD），吕仁和教授习惯称之为"消渴病肾病"。其病因病机乃消渴病失治误治，气虚、阴虚、气阴两虚以致阴阳俱虚。在此基础上，久病入络，痰热郁瘀诸多病理产物，互相胶结，"微型癥瘕"形成，肾体受损，肾用失司。虚损劳衰不断加重，肾元虚衰，湿浊邪毒内生，阻滞气机升降出入，即为关格危候。因糖尿病肾脏病病程长，不同阶段病机与证候特点不同，所以吕仁和教授主张分为早、中、晚三期，早期即尿微量蛋白尿期，中期即临床显性蛋白尿阶段，晚期即肾衰阶段，提出了分期辨证治疗方案，体现了分期辨证、综合治疗精神。早中期糖尿病肾脏病以中医内治为主，或配合中药足浴、穴位注射等，重视益气补肾、化瘀散结治法；晚期中医内治的同时，可配合中药保留灌肠、中药直肠点滴、中药结肠透析、药浴等，重视益气护肾、和胃泄浊解毒治法。

早中期：包括气阴虚血瘀证、阳虚血瘀证、阴阳俱虚血瘀证。气阴虚血瘀证，治以益气养阴、化瘀散结，方用经验方止消通脉宁；阳虚血瘀证，治当益气温阳、化瘀散结，方可用经验方止消温肾宁；阴阳俱虚血瘀证，治当滋阴助阳、益气固肾，方用经验方止消保肾宁。

早期兼夹证（气滞、痰湿、痰热、结热、郁热、湿热证）也当充分重视。气滞证治当理气开郁，方药可用四逆散加减；痰湿证治当化痰除湿，方药可用二陈汤加减；痰热证治当化痰清热，方药可用黄连温胆汤加减；热结证治当清泻结热，方药可用三黄丸加减；郁热证治当清解郁热，方药可用小柴胡汤、丹栀逍遥散化裁；湿热证治当清热化湿，方药可用四妙丸、茵陈蒿汤等方化裁。

对中期常见水湿证、停饮证也当重视。水湿证治当利水除湿，方药可用五苓散、五皮饮等化裁；停饮证治当通阳化饮，方药可用苓桂术甘汤、葶苈大枣泻肺汤等。

晚期：包括气阴虚血瘀湿浊证、阳虚血瘀湿浊证、气血阴阳俱虚血瘀湿浊证。气阴虚血瘀湿浊证，治当益气养血、滋阴补肾、化瘀散结、泄浊解毒，方药可用经验方止消通脉宁配合当归补血汤、升降散等；阳虚血瘀湿浊证，治当益气养血、温阳补肾、泄浊解毒，方药可用经验方止消温肾宁配合大黄附子汤等；气血阴阳俱虚血瘀湿浊证，治当益气养血、滋阴助阳、补肾培元、活血化瘀、泄浊解毒，方药可用经验方止消保肾宁配合右归丸、大黄甘草汤等。对于晚期变证，如动风、动血、伤神等证，更当积极救治。动风证，治当解痉息风，方药可用芍药甘草汤、桂枝加龙骨牡蛎汤等；动血证，治当凉血宁血，方药可用犀角地黄汤、大黄黄连泻心汤等；伤神证，治当化浊醒神，方药可用菖蒲郁金汤等方化裁。临床除积极采取透析疗法外，也可给予清开灵、醒脑静注射液静点。

糖尿病肾脏病（DKD）是糖尿病继发的肾脏损害，可表现为微量白蛋白排泄增加与肾小球滤过率降低。既往临床习惯多称之为糖尿病肾病（diabetic nephropathy, DN），是糖尿病主要微血管并发症之一，在世界范围内现已成为导致终末期肾衰的首要原因。2007 年美国肾脏病基金会（National Kidney Foundation, NKF）制定了《肾脏病生存质量指导指南》。该指南建议用 DKD 取代 DN。指出 DKD 属于临床诊断，糖尿病性肾小球病（diabetic glomerulopathy, DG）硬化症则是经过肾脏穿刺所证实的病理诊断。DKD 属于中医学"消渴病"继发的"水肿""胀满""肾劳""关格"等，临床表现与中医古籍文献记载"肾消""消肾"密切相关。吕仁和教授习惯统称之为"消渴病肾病"。该病名可提示本病继发于消渴病，中心病位在肾，护肾培元思想应该贯穿其防治始终。

一、病因病机

DKD 是消渴病日久、失治误治、病情发展的结果，属于"消渴病"之"消瘅期"，即糖尿病并发症阶段。其发病原因与体质因素（禀赋不足、素体肾虚）、饮食失节（过食肥甘厚味、醇酒辛辣之品，或偏食豆制品，或嗜咸味）、情志失调（郁怒不解，思虑过度）等密切相关。

（一）病因

1. 体质因素

《灵枢·五变》云："五脏皆柔弱者，善病消瘅……肾脆则善病消瘅易伤。"指出不仅消渴病发病有体质因素，转归也会受到体质因素影响。如果素体"肾脆"，易继发肾脏病变。

2. 饮食失节

《素问·通评虚实论》云："凡治消瘅仆击，偏枯痿厥，气满发逆，甘肥贵人则高粱之疾也。"指出过食肥甘厚腻，饮食不节，伤及脾胃，旁及他脏，可发生消瘅。因为醇酒厚味，可内生湿热、痰湿、痰热，阻滞气血，导致络脉瘀结；而过嗜咸味，更可直接伤肾，影响肾脏发病。

3. 情志因素

《灵枢·五变》云："怒则气上逆，胸中蓄积，血气逆留，髋皮充肌，血脉不行……故为消瘅。"指出消瘅发病与急躁易怒相关，病机主要为"血脉不行"。郁怒等不良情绪刺激可以导致气郁、气滞、气结，或变生郁热、痰阻，或气滞血瘀，引发消渴病络脉病变。

4. 失治误治

消渴病久病不已，或失治、误治，肾气受伤，或久病入络，即可继发多种络脉病证。

（二）病机

DKD 的中心病位在肾，络脉瘀结，尤其是"微型癥瘕"形成，是其核心病机。证候特点是本虚标实。《外台秘要》引《古今录验》指出："渴而饮水不能多，但腿肿，足先瘦小，阴痿弱，数小便者，此肾消病也。"此肾消病实际上就属于包括DKD等多种糖尿病并发症并存的情况。《太平圣惠方·三消论》云："三消者，一名消渴，二名消中，三名消肾……斯皆五脏精液枯竭。经络血涩。荣卫不行，热气留滞。遂成斯疾也。"指出消肾的病性为本虚标实，本虚为五脏精液枯竭，标实为血脉瘀结，热气留滞。《圣济总录·消渴门》云："肾消，以渴而复利，肾燥不能制约言之。此久不愈，能为水肿痈疽之病。"指出肾消可因肾失固摄、封藏失职所致。又指出："消渴病，肾气受伤，肾主水，肾气虚衰，气化失常，开阖不利，水液聚于体内而出现水肿。"提示消渴病日久伤肾，肾虚气化不行，可以导致水肿。《景岳全书·杂证谟·三消干渴》云："下消者，下焦病也，小便如膏如脂，面黑耳焦，日渐消瘦，其病在肾，故又名肾消也。"明确指出肾消病位在肾。

吕仁和教授提出DKD"微型癥瘕"病理学说，认为消渴病日久，体质因素加情志、饮食失调等，在内热或伤阴，或耗气，或气阴两伤，或阴损及阳，久病致虚的基础上，久病入络，气虚血瘀，痰郁热瘀互相胶结，在肾之络脉形成"微型癥瘕"，使肾体受损，肾用失司，"聚者，聚也，聚散而无常也""瘕者，假也，假物以成形也""积者，积也，积久而成形也""癥者，征也，有形而可征也"。意思是说，癥瘕为病，初为瘕聚，有聚散无常、假物成形的特点，易治；终为癥积，有积久成形、有形可征的特点。DKD发生发展的过程，实际上就是肾之络脉病变，微型"瘕聚"渐成"癥积"的过程。肾主藏精，肾气不固，精微外泄，则可见尿蛋白或夜尿频多等。肾主水，肾气不化，或阴损及阳，阳不化气，水湿气化不利，水液滞留，溢于肌肤，故可见浮肿胀满。病情继续发展，肾体劳损，肾元虚衰，气血俱伤，气化不行，浊毒内留，则诸症蜂起，终成肾元衰败，五脏俱病，升降失常，三焦阻滞，水湿浊毒泛滥，一身气机升降出入俱废，则为关格危证，出现胀满、尿少、呕逆不能食、二便不畅、神昏厥逆等。

总之，DKD病位以肾为中心，常涉及肝、脾诸脏，后期还会涉及心、肺，导致五脏俱病。病性多虚实夹杂，基本病机为肾体受损，肾用失司。早中期普遍存在肾气虚，肾之络脉瘀结，肾精不固，病情进一步发展至晚期，气阴两虚进展为气血阴阳俱虚，肾元虚衰，湿浊内留，三焦闭塞，五脏受累，气机逆乱。

二、临床表现

（一）临床表现

DKD早期临床症状不典型，可表现为咽干口燥，乏力倦怠，腰膝酸软，夜尿频多；临床期可表现为颜面肢体水肿，甚则胸水腹水。晚期可表现为眼睑苍白，面色萎黄或黧黑，唇甲色淡，口中异味，皮肤瘙痒，恶心呕逆，腿脚抽筋；甚者出现心悸气短，胸闷喘憋不能平卧，少尿或无尿，神昏厥逆，常可兼见头晕耳鸣，视物模糊，肢体麻木疼痛，肌肤甲错，腰酸背痛。男子可见阳痿早泄，女子可见月经量少，甚至闭经。

（二）实验室及辅助检查

1. 微量白蛋白尿检测

微量白蛋白尿是DKD早期的临床表现，也是诊断DKD的主要依据。其评价指标为尿白蛋白排泄率（UAE）或尿白蛋白/尿肌酐（ACR）。因尿白蛋白排泄受影响因素较多，需在3～6个月内复查，3次结果中至少2次超过临界值，并且排除影响因素，如24小时内剧烈运动、感染、发热、充血性心力衰竭、明显高血糖、怀孕、明显高血压、尿路感染，可做出尿白蛋白排泄异常诊断。微量白蛋白尿的筛查有3种方法：①留取任何时间点的尿液，测定白蛋白和肌酐比值。②留取24小时尿液，测定24小时尿白蛋白量。③留取一段时间内的尿液（4小时或过夜），测定尿白蛋白排泄率。第一种方法留尿方便，结果也较准确，适用于患者就诊当天检查。目前，ACR检测日益受到重视。尿白蛋白排泄异常的定义见表 1-1。

表 1-1　尿白蛋白排泄异常的定义

尿白蛋白排泄	单次样本	24 小时样本	某时段样本 UAE
	ACR（mg/g）	24UAE（mg/24h）	（μg/min）
正常白蛋白尿	＜ 30	＜ 30	＜ 20
微量白蛋白尿	30 ~ 300	30 ~ 300	20 ~ 200
大量白蛋白尿	＞ 300	＞ 300	＞ 200

2. 眼底检查

糖尿病视网膜病变常早于 DKD 发生，大部分 DKD 患者患有糖尿病视网膜病变，但在透析的 DKD 患者中，糖尿病视网膜病变的发病率反而减少，糖尿病视网膜病变被美国肾脏病基金会肾脏病预后质量倡议（NKF/KDOQI），指南作为 2 型糖尿病患者 DKD 的诊断依据之一。

3. 肾功能评价

肾功能改变是 DKD 的重要表现，肾功能指标既往重视血肌酐、内生肌酐清除率等，目前主要是肾小球滤过率（GFR）。根据 GFR 和其他肾脏损伤证据可进行慢性肾脏病（CKD）的分期。具体见表 1-2。

表 1-2　慢性肾脏病的肾功能分期

分期	特征	GFR
1	肾脏损害，GFR 正常或升高	≥ 90
2	肾脏损害，GFR 轻度降低	60 ~ 89
3a	GFR 轻中度降低	40 ~ 59
3b	GFR 中重度降低	30 ~ 44
4	GFR 重度降低	15 ~ 29
5	肾衰竭	＜ 15

三、诊断与鉴别诊断

（一）西医诊断、分期标准及鉴别诊断

1. 糖尿病肾脏病的诊断要点

根据中华医学会糖尿病学分会微血管并发症学组起草"糖尿病肾病防治专家共识（2014年版）"，DKD的诊断分为病理诊断和临床诊断。肾脏病理被认为是诊断金标准。糖尿病主要引起肾小球病变，表现为肾小球系膜增生、基底膜增厚和K–W（Kimmelstiel–Wilson）结节等，是病理诊断的主要依据。目前DKD临床诊断的依据有尿白蛋白和糖尿病视网膜病变，临床诊断标准见表1–3。

表 1-3　DKD 临床诊断标准

美国肾脏病基金会肾脏病预后质量倡议（NKF/KDOQI）指南标准	在大部分糖尿病患者中，出现以下任何1条考虑肾脏损害是糖尿病引起的： （1）大量蛋白尿 （2）糖尿病视网膜病变伴微量白蛋白尿 （3）在10年以上糖尿病病程的1型糖尿病中出现微量白蛋白尿
中华医学会糖尿病学分会微血管并发症学组工作建议	（1）大量蛋白尿 （2）糖尿病视网膜病变伴任何一期慢性肾脏病 （3）在10年以上糖尿病病程的1型糖尿病中出现微量白蛋白尿

2. 糖尿病肾脏病的分期

糖尿病肾脏病的分期主要参考目前国际上影响最大的丹麦学者Mogensen提出的DN分期方案。该分期方案虽然是基于1型糖尿病提出，但目前专家认为2型糖尿病也可以参照此分期方案。

一期：肾小球滤过率增高，肾体积增大，尿无白蛋白，无病理组织学损害。肾血流量、肾小球毛细血管灌注及内压均增高，其初期改

变为可逆性。

二期：正常白蛋白尿期。UAE 正常。GBM 增厚，系膜基质增加，GFR 多高于正常。

三期：早期 DKD。UAE 持续在 20 ～ 200μg/min 或 30 ～ 300mg/24h。GBM 增厚，系膜基质增加明显，出现肾小球结节型和弥漫型病变及小动脉玻璃样变，肾小球荒废开始出现。

四期：临床 DKD 或显性 DKD。UAE 持续 200μg/min 或尿蛋白＞0.5g/24h，血压增高，水肿出现。肾小球荒废明显，GFR 开始下降。

五期：终末期肾功能衰竭。GFR ＜ 10mL/min。肾小球广泛荒废，血肌酐、尿素氮增高，伴严重高血压、低蛋白血症和水。

3. 鉴别诊断

DKD 临床上应与多种原发性、继发性肾小球疾病及心衰、高血压病等所引起的肾脏损害相鉴别。

（1）糖尿病并发泌尿系感染：糖尿病并发泌尿系感染，尤其是并发肾盂肾炎时，常有尿糖、尿蛋白阳性，与 DKD 相似。但前者有尿频、尿急、尿痛、腰痛、少腹拘急等症状，尿检有白细胞，甚至大量脓球。其中有慢性肾盂肾炎病史者，还可见肾脏体积缩小。而 DKD 患者无尿频尿急等膀胱刺激征，尿中无白细胞，尿培养阴性，肾脏不缩小，早期甚至可增大，眼底检查常有糖尿病视网膜病变，常并发有其他糖尿病慢性血管神经并发症。

（2）糖尿病并发原发性肾小球疾病：糖尿病并发慢性肾炎可发生于糖尿病病程较短的患者，可出现持续性蛋白尿、镜下血尿，甚至肉眼血尿，尿红细胞形态学检查可证实为肾小球性血尿，或伴有红细胞管型。于各种感染后，旋即引起蛋白尿、血尿、水肿加重，或迅速出现肾功能减退，眼底检查无糖尿病视网膜病变。DKD 则发生于糖尿病发病后多年，持续性蛋白尿，血尿少见，与感染关系不大，眼底检查常伴有糖尿病视网膜病变，肾活检病理检查则有助于最后确诊。

（3）糖尿病并发高血压性肾损害：糖尿病并发高血压性肾损害，可发生于糖尿病病程较短，而有长期高血压病史的患者，可出现较少量的蛋白尿，一般无血尿，可伴有水肿，肾功能减退，眼底检查多呈动脉硬化眼底，无糖尿病视网膜病变，若有眼底出血，多呈火焰状出血，临床还常伴有高血压性心脏病、动脉硬化闭塞症等。

（4）其他：目前，随着高尿酸血症发病率的提高，痛风性肾病发病率也在提高，所以也应该注意鉴别。其他如糖尿病并发其他继发性肾小球疾病，如狼疮性肾病、乙型肝炎相关性肾炎，糖尿病并发充血性心力衰竭、糖尿病并发肝硬化、肝肾综合征等也可表现为蛋白尿、肾功能损害等，应与 DKD 相鉴别。

需要注意的是，糖尿病患者出现蛋白尿或肾小球滤过率降低，存在下列状况时应考虑肾脏病的病因非糖尿病所致。

①无糖尿病视网膜病变。②GFR 较低或迅速下降。③蛋白尿急剧增多或有肾病综合征。④顽固性高血压。⑤尿沉渣活动表现。⑥其他系统性疾病的症状或体征。⑦血管紧张素转换酶抑制剂（ACEI）或血管紧张素 II 受体拮抗剂（ARB）类药物开始治疗后 2～3 个月内肾小球滤过率下降超过 30%。

四、治疗

（一）治疗原则

"防治结合，寓防于治，分期辨证，综合治疗"是 DKD 治疗的总原则。因为 DKD 不同阶段，证候特点不同，核心病机有别，所以必须在明确分期的基础上进一步辨证治疗。根据国家中医药管理局医政司2011 年发布的《消渴病肾病早中期临床路径与诊疗方案》《消渴病肾病晚期临床路径与诊疗方案》，DKD 分为早、中、晚三期，早期为尿微量白蛋白尿期，中期为临床显性蛋白尿阶段，晚期为肾衰阶段，并提出了分期辨证治疗方案，体现了分期辨证、综合治疗的精神。早中期 DKD 以中医内治为主，或配合中药足浴、穴位注射等，应重视益气补肾、化瘀散结治法；晚期在中医内治的同时，可以配合中药保留灌肠、中药直肠点滴、中药结肠透析、药浴等，重视益气护肾，和胃泄浊解毒。

（二）辨证治疗

1. 早期（包括气阴虚血瘀证、阳虚血瘀证、阴阳俱虚血瘀证）

1) 气阴虚血瘀证（气虚证、阴虚证、血瘀证同见）

症状：乏力体倦，气短，动则尤甚，自汗易感，咽干，或双目干涩，手足心热，或五心烦热，或腰膝酸软，盗汗，或怕热汗出，腰痛固定，夜间加重，肢体麻痛，或偏瘫，肌肤甲错，或口唇紫暗，便偏干，小便黄，舌体瘦、舌质暗红、舌苔少，或有瘀斑，或舌下络脉色紫怒张，脉细或细数。

治法：益气养阴，化瘀散结。

方药：止消通脉宁（吕仁和经验方）。

组成：黄芪、葛根、玄参、生地黄、夏枯草、山楂、枳实、丹参、桃仁、大黄。

方解：方中黄芪补脾肺之气；葛根鼓舞脾胃之气，生津止渴；生地黄、玄参滋阴清热；夏枯草清热散结消肿；丹参、桃仁活血化瘀；枳实理气化痰；大黄既能凉血活血，又能通腑泻浊。诸药合用，可起到益气养阴、化瘀散结的作用。临床上也可以选用参芪地黄汤（《沈氏尊生书》）、金锁固精丸（《医方集解》）、清心莲子饮（《太平惠民和剂局方》）等方化裁。

临床应用：止消通脉宁方主要适用于 DKD 早中期气阴两虚血瘀证。

肺肾阴虚者，配合麦味地黄丸；心肾阴虚者，配合天王补心丹；肝肾阴虚者，配合杞菊地黄丸；肝阳上亢病机突出者，可配合镇肝熄风汤、建瓴汤，或加用磁石、黄芩、夏枯草、怀牛膝、钩藤等；兼胃肠结热、大便干结者，治当清泄热结，可配合增液承气汤、三黄丸加味，或加用生大黄等；兼肝经郁热、视物模糊者，治当解郁清热，可配合小柴胡汤，或加用柴胡、黄芩、决明子等；兼血脉瘀阻突出、手足麻木疼痛、肌肤甲错、舌质紫暗、脉弦或涩者，治当活血化瘀，可配合桃红四物汤，或加用山楂、大黄、姜黄、水蛭粉、三七粉等。

2）阳虚血瘀证（气虚证、阳虚证、血瘀证同见）

症状：乏力体倦，气短动则尤甚，自汗易感，畏寒肢冷，或腰膝酸冷，或腰膝冷痛，男子阳痿，女子性欲淡漠，食少纳呆，腹胀，或大便稀溏，小便清长，或夜尿频多，舌体胖、舌质紫暗或有瘀斑、舌苔白，或舌下络脉色紫怒张，脉沉细。

治法：益气温阳，化瘀散结。

方药：止消温肾宁（吕仁和经验方）。

组成：黄芪、当归、川芎、淫羊藿、鬼箭羽、瓦楞子、熟大黄。

方解：吕仁和教授认为，DKD乃消渴病治不得法，日久伤阴耗气、阴损及阳，在虚的基础上久病入络，痰浊、邪热、血瘀、气郁互相胶结，形成"微型癥瘕"，使肾体受损、肾用失司所致。因气虚进一步发展可导致阳虚，或患者素体阳虚，表现为脾肾阳虚。因此，DKD临床期阳气虚证，治疗当在重视益气温阳的基础上重视化瘀散结，以保护肾功能为要务，以黄芪益气扶正，当归、川芎活血化瘀，淫羊藿温补肾阳，鬼箭羽、瓦楞子祛瘀化痰散结，大黄活血消癥，推陈致新。临床上也可用黄芪汤（《太平惠民和剂局方》）、参苓白术散（《太平惠民和剂局方》）、水陆二仙丹（《洪氏集验方》）、补阳还五汤（《医林改错》）等方化裁。

临床应用：止消温肾宁方在补气的基础上温阳补肾，常用于久病肾虚、阳虚血瘀者。肾阳虚突出，畏寒，男子阳痿，妇女带下清稀，治当补肾壮阳，方可用五子衍宗丸、玄菟丸，药可加用菟丝子、沙苑子、枸杞子、仙茅、淫羊藿加鹿茸片、露蜂房、九香虫等；兼脾虚湿停、脘腹胀满者，可健脾化湿，药可重用苍术、白术加莲子、陈皮、半夏、砂仁等；久病入络、手足麻木疼痛、舌质紫暗、脉弦或涩者，治当活血化瘀，可配合桃红四物汤，或加用水蛭、地龙、姜黄、三七粉等活血通络。

3）阴阳俱虚血瘀证（气虚证、阴虚证、阳虚证、血瘀证同见）

症状：乏力体倦，气短动则尤甚，自汗易感，咽干，或双目干涩，头晕眼花，易寒易热，手足心热，或五心烦热，或腰膝酸冷，肢体麻痛，或偏瘫，肌肤甲错，或口唇紫暗，男子阳痿，女子性欲淡漠，大便时干时稀，夜尿频多，舌体胖、舌质紫暗或有瘀斑，或舌下络脉色紫怒张、舌苔或白或薄黄，脉沉细无力。

治法：滋阴助阳，益气固肾。

方药：止消保肾宁（吕仁和经验方）。

组成：黄芪、当归、川芎、山茱萸、鬼箭羽、姜黄、熟大黄。

方解：吕仁和教授认为，DKD乃消渴病治不得法，日久伤阴耗气、阴损及阳，所以阴阳俱虚证比较多见。因此，在DKD临床期阴阳俱虚证，治疗当在重视益气补肾的基础上阴阳两补。基于"微型癥瘕"形成的病机，当重视化瘀散结，时刻注意保护肾功能，故以黄芪益气扶正；当归、川芎活血化瘀；山茱萸补肾固摄，阴阳双补；姜黄化瘀行气散结；大黄活血消癥，推陈致新。临床上也可用黄芪汤（《太平惠民和剂局方》）、肾气丸（《金匮要略》）、右归丸（《景岳全书》）、二仙汤（验方）、玄菟丸（《太平惠民和剂局方》）、五子衍宗丸（《摄生众妙方》）等方化裁。

临床应用：止消保肾宁方滋阴助阳，益气补肾，在滋阴补气的基础上温阳，常用于DKD素体肾虚，或久病及肾，阴阳俱虚者。偏重于阴虚者，可加用黄柏、知母、生熟地黄等滋肾清热；阳虚突出，畏寒，男子阳痿者，治当补肾壮阳，可加用仙茅、巴戟天，甚至肉桂、炮附子等；若兼胃肠结滞、大便干结者，可加熟大黄等；兼脾虚湿停、脘腹胀满者，可加苍术、白术、苏梗、香附、陈皮等；兼脾肾阳虚、脘腹胀痛、泄泻，甚至完谷不化者，可配用附子理中丸，药加炮附子、人参、苍术、白术、干姜、黄连等；络脉瘀结，出现多种并发症，见胸痛、胁痛、肢体偏瘫、手足麻木疼痛、肌肤甲错、舌质紫暗、脉弦或涩，可加水蛭、僵蚕、地龙、姜黄、三七、鬼箭羽等活血通络。

4）兼夹证（气滞证、痰湿证、痰热证、结热证、郁热证、湿热证）

（1）气滞证：治当理气开郁，方药可用四逆散（《伤寒论》）、大七气汤（《寿世保元》）、五磨饮子（《五磨饮子》）、柴胡疏肝散（《医学统旨》）等方化裁。

参考用药：柴胡、白芍、陈皮、苏梗、香附、乌药、香橼、佛手、大腹皮、荔枝核等。

吕仁和教授常用加减四逆散（吕仁和经验方）。

组成：银柴胡、枳实、枳壳、赤芍、白芍、香橼、佛手、香附、乌药。

方解：吕仁和教授将柴胡改为银柴胡，既能清虚热，又可疏泄，特别防止久用柴胡伤肾的危险。

临床应用：若气郁化火，症见急躁易怒、头晕目眩或双目干涩、口苦咽干者，可加黄芩、菊花、枸杞子、密蒙花、龙胆草，以加强清肝明目的作用；若手足寒冷，脉沉细等兼有肾阳不足证者，方中加入鹿角片、淫羊藿、巴戟天、九香虫等温补肾阳，活血通脉；若肝胃失和、多食、肥胖、便干者，加玉竹、酒大黄，玉竹养阴益气，使人少吃而不甚饥，体重减而不甚乏力；若湿热内盛体重重者，加茵陈、炒栀子清利湿热。

（2）痰湿证：治当化痰除湿，方药可用二陈汤（《太平惠民和剂局方》）、指迷茯苓丸（《全生指迷方》）、白金丸（《本事方》）等化裁。

参考用药：陈皮、清半夏、茯苓、苍术、白术、茵陈、石菖蒲、荷叶、泽泻、桑白皮、僵蚕、海藻、薏苡仁、红曲、文蛤、牡蛎等。

临床应用：化痰除湿治法主要适用于DKD体型肥胖属痰湿阻滞证候者，多见于太阴脾虚、少阳气郁体质者。太阴脾虚体质、气虚胃寒、胃胀便溏者，治当重视健脾益气，方可用六君子汤，药加木香、砂仁等；少阳气郁体质气郁痰阻者，当重视疏肝解郁，药可加柴胡、枳壳、荔枝核等；若痰湿中阻、心胸烦闷、失眠多梦症状突出者，应重用清半夏 12 ~ 15g，即《内经》半夏秫米汤和《金匮要略》栝楼薤白半夏汤之意；痰湿中阻、气机痞塞、脘腹胀满、恶心呕吐者，可加用苏叶、藿香、佩兰、灶心土等。

（3）痰热证：治当化痰清热，方药可用黄连温胆汤（《六因条辨》）、小陷胸汤（《伤寒论》）等方化裁。

参考用药：黄连、黄芩、瓜蒌、陈皮、清半夏、茯苓、竹茹、茵陈、泽泻、桑白皮、僵蚕、海藻、夏枯草、薏苡仁、文蛤等。

临川应用：化痰清热治法，主要适用于 DKD 兼夹痰热内阻证候者。脾虚体质、气虚突出者，治当重视健脾益气，方可用六君子汤，药可用苍术、白术等；少阳气郁体质气郁痰阻者，当重视疏肝解郁，药可加柴胡、枳壳、姜黄、荔枝核等；痰火扰心，心胸烦闷，头晕沉重，失眠多梦，四肢沉重，口干黏腻，大便不通，舌红、苔腻而黄，脉象滑数，或弦滑而数者，可用礞石滚痰丸。

（4）结热证：治当清泻结热，方药可用三黄丸（《千金翼方》）、黄连解毒汤（《外台秘要》）、增液承气汤（《温病条辨》）、凉膈散（《太平惠民和剂局方》）等方化裁。

参考用药：生大黄、黄连、黄芩、决明子、栀子等。

临床应用：清泻结热法主要适用于 DKD 见胃肠结热证候者。若热毒壅盛，有疮疖、皮肤瘙痒、灼热，便干尿黄，舌质红、苔黄，脉数者，治当清热解毒，方可用野菊花、金银花、蛇莓、地肤子、猫爪草、土牛膝等；若兼肝经郁热，口苦咽干，胸胁脘腹胀满者，治当清泻肝胃郁热，方可用柴胡、黄芩、大黄、赤芍、白芍、枳壳等；肾阴虚兼胃肠结热，则当重视补肾阴，可加用女贞子、墨旱莲、枸杞子、黄精等。

（5）郁热证：治当清解郁热，方药可用小柴胡汤（《伤寒论》）、丹栀逍遥散（《内科摘要》）化裁。

参考用药：柴胡、黄芩、山栀、夏枯草、牡丹皮、枳壳、茵陈、决明子、薄荷等。

临床应用：清解郁热治法，适用于 DKD 见肝经郁热证候者。兼胃肠热结、大便干结者，治可清泄胃热，可加用黄连、知母、姜黄、大黄等；兼肾阴亏虚、腰膝酸软者，当重视滋阴补肾，可加用枸杞子、生地黄、玄参、知母、女贞子、墨旱莲等。

（6）湿热证：治当清热化湿，方药可用三仁汤（《温病条辨》）、四妙丸（《成方便读》）、茵陈蒿汤（《伤寒论》）等方化裁。

参考用药：苍术、白术、茯苓、黄连、黄芩、黄柏、薏苡仁、陈皮、半夏、茵陈、土茯苓、石韦、萆薢、半枝莲、白花蛇舌草等。

临床应用：清热化湿治法，适用于 DKD 湿热内蕴证候者。湿热在中焦，黄连平胃散为主；湿热下注，四妙散为主；湿热影响三焦，可用三仁汤化裁。脾虚湿热邪内困，脘腹胀满，食欲不振，口渴不欲饮，恶心，四肢沉重，头晕头沉，舌苔白腻，脉象濡缓者，治当化湿醒脾，可加苍术、白术、茯苓、陈皮、藿香、佩兰、菖蒲、草果、苏梗等，甚至用参苓白术散、七味白术散加苍术、黄连等；胃热夹湿，大便干结、数日一行，舌质红、苔黄厚，脉滑数者，治当清泄，可加生大黄、黄连、莱菔子等。

2. 中期（包括气阴虚血瘀证、阳虚血瘀证、阴阳俱虚血瘀证，共三型）

具体分型与早期 DKD 相同。

兼夹证：除了 DKD 早中期普遍存在的血瘀证以及兼夹证气滞、痰湿、结热、郁热、湿热证外，还可见水湿证、停饮证。

（1）水湿证：面目及肢体浮肿，或小便量少，四肢沉重，舌体胖大、有齿痕、苔水滑，脉弦滑，或沉。治当利水除湿，方药可用五苓散（《伤寒论》）、五皮饮（《中藏经》）、导水茯苓汤（《普济方》）等方化裁。

参考用药：猪苓、茯苓、陈皮、桑白皮、大腹皮、白术、苍术、泽泻、车前子、冬瓜皮、薏苡仁、土茯苓、石韦等。

临床应用：行气利水治法，可加用当归、川芎、丹参、牡蛎等化瘀散结，适用于DKD中期水肿症突出者。脾气虚突出者，可重用黄芪等；腹胀甚、恶心、呕吐清水气滞水停者，可加重行气药用量，或加用炒莱菔子、木香、槟榔、砂仁等；恶心、呕吐症状突出者，治当和胃降逆，可加清半夏、苏叶、生姜等；胸闷气喘、咳逆倚息不得平卧者，可加葶苈子、车前子等，泻肺利水；畏寒肢冷、背寒，或脘腹冷凉、痞满者，可加桂枝、生姜等。

（2）停饮证：背部恶寒，咳逆倚息不得卧，或胸膺部饱满，咳嗽引痛，或心下痞坚，腹胀叩之有水声，舌苔水滑，脉沉弦或滑。治当通阳化饮，方药可用苓桂术甘汤（《伤寒论》）、茯苓甘草汤（《伤寒论》）、木防己汤（《金匮要略》）、葶苈大枣泻肺汤（《金匮要略》）等方。

参考药物：猪苓、茯苓、白术、桂枝、泽泻、桑白皮、炒葶苈子、车前子、石韦、土茯苓等。

临床应用：通阳化饮治法，遵照《金匮要略》"病痰饮者，当以温药和之"之旨，于淡渗利水诸药中加入了桂枝通阳。车前子、石韦、炒葶苈子等有泻肺利水作用，对于心衰所致的肺水肿有一定疗效。若气短、胸闷、心慌、气虚症状突出，治当重视益气养心，吕仁和教授常用当归补血汤、生脉散配合泻肺利水、活血化瘀之药治疗。药如黄芪、太子参、车前子、石韦、猪苓、茯苓、泽泻、泽兰、桑白皮、当归、川芎、丹参、桃仁、红花等；若胸闷、腹满、气滞水停者，当重视理气行水，可加枳壳、大腹皮、木香、槟榔等。

3. 晚期（包括气阴虚血瘀湿浊证、阳虚血瘀湿浊证、气血阴阳俱虚血瘀湿浊证三型）

1）阴虚型（气阴虚血瘀湿浊证，气虚证、血虚证、阴虚证、血瘀证、湿浊证同见）

症状：神疲乏力，面色苍黄，口燥咽干，双目干涩，头晕心悸，腰膝酸软，五心烦热，失眠，多饮尿频，皮肤瘙痒、灼热干燥，或小腿抽筋，爪甲色淡，舌暗红或暗淡、舌体瘦、苔薄黄腻，脉沉细或数。

治法：益气养血、滋阴补肾、化瘀散结、泄浊解毒。

方药：止消通脉宁（吕仁和教授经验方）配合当归补血汤（《内外伤辨惑论》）、八珍汤（《正体类要》）、六味地黄汤（《小儿药证直诀》）、麦味地黄汤（《寿世保元》）、归芍地黄汤（《北京市中药成方选集》）等方化裁。

参考用药：黄芪、黄精、生地黄、山茱萸、当归、川芎、鬼箭羽、茯苓、丹参、陈皮、法半夏、赤芍、白芍、石韦、夏枯草、熟大黄等。

临床应用：止消通脉宁方加减主要适用于 DKD 晚期气血不足、肾阴虚、血瘀湿浊证。因该期有湿浊内留病机，所以方中应重用大黄泄浊解毒；恶心呕吐症状突出者，重用陈皮、法半夏、黄连等和胃降逆药。肺肾阴虚患者，可配合麦味地黄丸；心肾阴虚患者，可配合天王补心丹；肝肾阴虚患者，可配合杞菊地黄丸。

2）阳虚型（阳虚血瘀湿浊证，气虚证、血虚证、阳虚证、血瘀证、湿浊证同见）

症状：神疲乏力，面色苍白无华，体倦懒言，畏寒肢冷，头晕心悸，视物模糊，腰膝冷痛，腹胀喜暖，恶心、呕吐清水，大便稀溏，嗜卧，夜尿频多，小便清长，爪甲色淡，舌胖大、舌质淡暗、舌苔白腻或灰腻，脉沉细无力。

治法：益气养血，温阳补肾，化瘀散结，泄浊解毒。

方药：止消温肾宁（吕仁和教授经验方）配合当归补血汤（《内外伤辨惑论》）、十全大补汤（《太平惠民和剂局方》）、济生肾气丸（《严氏济生方》）、人参汤（《伤寒论》）、温脾汤（《备急千金要方》）、大黄附子汤（《金匮要略》）等方化裁。

参考用药：黄芪、苍术、白术、茯苓、猪苓、淫羊藿、枸杞子、当归、川芎、丹参、刘寄奴、苏梗、砂仁、陈皮、法半夏、瓦楞子、熟大黄等。

临床应用：止消温肾宁加减方主要适用于 DKD 晚期气血不足、肾阳虚、血瘀湿浊证。因有湿浊内留，所以可用熟大黄泄浊解毒。如大便偏稀，可用熟大黄，更可配干姜、砂仁等；恶心、呕吐清水症状突出者，可加用苏叶、生姜、吴茱萸温中和胃；肾阳虚症状突出者，可配合肾气丸；小便不利者，可配合济生肾气丸；畏寒肢冷、恶心、呕吐清涎、大便不通者，可配合大黄附子汤加味；阳虚突出、畏寒、男子阳痿、妇女带下清稀，治当补肾壮阳，方可用五子衍宗丸、玄菟丸，药可加用菟丝子、沙苑子、枸杞子、仙茅、淫羊藿加鹿茸片、露蜂房等。

3）阴阳俱虚型（气血阴阳俱虚血瘀湿浊证，气虚证、血虚证、阴虚证、阳虚证、血瘀证、湿浊证同见）

症状：神疲乏力，表情淡漠，面色黧黑，头晕耳鸣，视物模糊，心悸气短，咽干口燥，口中尿味，嗜睡，或心烦失眠，腰膝酸冷，手足心热而手足背寒，自汗盗汗，夜尿频多，大便时干时稀，爪甲色淡，舌体胖大、暗淡有齿痕、舌苔黄腻或白腻或灰腻，脉沉细或沉细而数。

治法：益气养血，滋阴助阳，补肾培元，活血化瘀，泄浊解毒。

方药：止消保肾宁（吕仁和教授经验方）配合当归补血汤（《内外伤辨惑论》）、人参养荣汤（《太平惠民和剂局方》）、金匮肾气丸（《金匮要略》）、右归丸（《景岳全书》）、大补元煎（《景岳全书》）等方化裁。

参考用药：黄芪、生地黄、熟地黄、山茱萸、山药、当归、川芎、白术、茯苓、猪苓、黄精、鹿角片、枸杞子、姜黄、三七粉、陈皮、半夏、淫羊藿、熟大黄等。

临床应用：止消保肾宁加减方可滋阴助阳，益气养血，补肾培元，活血化瘀，泄浊解毒，主要适用于 DKD 晚期尿毒症气血阴阳俱虚之人。兼胃肠结滞、大便干结者，可加用生大黄、蝉衣、僵蚕、姜黄等；兼脾虚湿停、脘腹胀满、食欲不振者，可加用苍术、白术、苏叶、香橼、佛手、藿香、佩兰等；兼脘腹胀痛、泄泻者，可加用苍术、白术、干姜、黄连、砂仁等；阳虚水饮内停，呕吐痰涎、清水，背寒，或水肿者，可配用五苓散，加用猪苓、泽泻、桂枝、白术、冬瓜皮、玉米须、石韦、土茯苓等。临床上吕仁和教授常用加减龟鹿二仙胶经验方（常用药如鹿角胶、龟甲胶、黄芪、当归、川芎、丹参、水红花子、猪苓、茯苓、灵芝、红景天）。龟鹿二仙胶出自《医便》，由鹿角胶、龟甲胶、枸杞子、人参组成，具有滋阴填精、益气壮阳之功效，主治真元虚损，精血不足证，配合加入黄芪、当归、川芎、丹参等益气活血养血之品，可用于治疗 DKD 晚期肾元亏虚、气血阴阳俱虚者。兼气滞湿阻者，当重视理气，可加用枳壳、苏梗、香橼、佛手等；湿浊痰火相兼、心胸烦闷、脘腹痞满、口干黏腻、舌红苔腻而黄、脉象滑数者，可用温胆汤加味；寒热错杂、心下痞满、呕恶心烦、舌苔黄白相间者，治当辛开苦降，可用半夏泻心汤、黄连汤化裁；寒湿内结、大便不通、畏寒、脉沉弦者，可用大黄附子汤加味；食谷则呕者，可用吴茱萸汤，散寒降逆。

吕仁和教授治疗慢性肾衰竭晚期更有保肾泄浊方。

组成：黄芪、当归、赤芍、牡丹皮、丹参、川芎、水红花子、猪苓、茯苓、熟大黄、炒枳实。

吕仁和教授认为，气血两虚、瘀阻脉络、湿浊内停为 DKD 晚期慢性肾功能衰竭的重要病机，故益气养血、活血化瘀、利湿泄浊为重要治法。方中黄芪、当归为当归补血汤，益气养血，以后天之气血充养先天之肾元；赤芍、牡丹皮、丹参、水红花子凉血活血，使血脉畅通，改善肾脏硬化；炒枳实、熟大黄通腑泄浊，给邪以出路；猪苓、茯苓利湿健脾，以祛湿浊。诸药合用，标本兼治，扶正祛邪，临床常获卓效。

4）兼夹证（包括早中期常见的气滞、痰湿、痰火、结热、湿热、郁热、水湿、饮停证，晚期 DKD 还可表现为动风证、动血证、伤神证）

（1）动风证：肢体抽搐，甚则角弓反张，或手足震颤，小腿抽筋，全身骨骼酸痛、乏力，舌淡，脉细弱，或弦细。治当解痉息风，方用芍药甘草汤（《伤寒论》）、驯龙汤（《医醇剩义》）、桂枝加龙骨牡蛎汤（《金匮要略》）等方化裁。

参考用药：白芍、川牛膝、怀牛膝、木瓜、珍珠母、钩藤、生薏苡仁、生龙骨、生牡蛎、甘草等。

临床应用：该药对 DKD 肾衰低血钙症肢体抽筋有良好疗效。肢体畏寒、骨骼疼痛者，可加入桂枝等温经通络；或用川乌、草乌、白芷、细辛等水煎外洗，以引火下行。

（2）动血证：牙龈出血，皮下紫癜，呕血，咯血，吐血，便血。治当凉血宁血，方药可用犀角地黄汤（《备急千金要方》）、大黄黄连泻心汤（《伤寒论》）等方化裁。

参考用药：生地黄、白芍、大黄、三七粉、黄芩、侧柏叶、桑叶、生地榆、槐花、生龙骨、生牡蛎、仙鹤草。

临床应用：此法主要适用于 DKD 晚期浊毒内留、毒邪伤血证候。"入血尤恐耗血动血，直须凉血散血"，故用生地黄、白芍、大黄、三七粉等凉血、活血、止血之品。若表现为呕血者，可加用白及；若为皮下出血，可加用紫草、茜草根等；咯血加桑叶、桑白皮；尿血加白茅根、生地榆、大小蓟等。

（3）伤神证：表情淡漠，或躁扰不宁，嗜睡，甚则意识不清，昏不知人，神昏谵语。治当化浊醒神，方药可用大黄甘草饮子（《医方考》）、菖蒲郁金汤（《温病全书》）等方化裁。

参考用药：陈皮、法半夏、茯苓、石菖蒲、郁金、大黄、藿香、佩兰、荷叶等。

临床应用：因湿浊之邪蒙蔽清窍，可表现为神识异常，所以治当除湿浊，泄下解毒，醒脑开窍。石菖蒲、郁金可化湿醒神；藿香、佩兰、荷叶可醒脾化湿，升发清阳。适用于 DKD 晚期尿毒症脑病神识异常者。临床除积极采取透析外，也可给予清开灵注射液、醒脑静注射液静脉滴注。恶心呕吐症状突出者可暂用玉枢丹内服。

（三）外治法

1. 糖尿病肾脏病晚期肾衰灌肠方

一般可选用清热泄下、活血解毒、收敛固涩之剂。可用生大黄

15 ~ 30g，丹参 15 ~ 30g，蒲公英 15 ~ 30g，煅牡蛎 30g 等。腹满畏寒者，可酌加温中散寒之剂，大黄附子汤加味，上方加炮附子 9 ~ 12g，肉桂 9 ~ 12g。水煎浓缩至 100 ~ 200mL，高位保留灌肠，每日 1 次。

2. 药浴疗法与中药离子导入疗法

药浴方可用升散透达之剂，如荆芥、防风、麻黄、桂枝、地肤子等，以利于排泄浊毒。适用于慢性肾衰皮肤瘙痒者。中药离子导入技术药选桂枝、小茴香、乌药、陈皮、枳壳、桃仁、红花等透达温通、理气导滞、活血化瘀之品，适用于 DKD 患者腰痛、腹胀症状突出者。

（四）其他特色疗法

1. 中药注射剂静点

可酌情选用补气或活血化瘀的中药注射液静脉滴注。如黄芪注射液、川芎嗪注射液、肾康注射液、丹红注射液等。

2. 针灸疗法

选脾俞、肾俞、气海、中脘、足三里、关元、三阴交等穴，适用于 DKD 症状以小便频、量多，尿多泡沫，腰酸乏力，舌质淡、苔白，脉沉，辨证属脾肾两虚者。采用补法，得气后留针 30 分钟。

3. 养生功法

DKD 早期可采用太极拳、五禽戏、八段锦等传统锻炼功法，适量活动，不宜做剧烈运动；DKD 肾功能衰竭者，活动量不宜过大，不可过劳，可选用内养功等静功法，以平衡人体阴阳、调和气血、通畅经络为目的，对病体康复有一定辅助作用。

4. 饮食疗法

糖尿病肾脏病早中期以低盐低脂、优质低蛋白饮食为原则，蛋白摄入量为 0.8g/（kg·d）（根据患者的理想体重计算）。蛋白摄入应以高生物价的优质蛋白为主，如牛奶、鸡蛋白、鱼、瘦肉等，减少植物蛋白摄入，一般要求少吃豆类食品，控制主食。适当增加碳水化合物（低糖指数食物为主），如魔芋、山药等，以保证热量供给。水肿、高血压患者，尤应强调低盐饮食。晚期则应严格控制蛋白摄入总量，控制主食，一般要求不吃豆类食品。优质蛋白应占蛋白质摄入总量的 50% 以上，以牛奶和鸡蛋白为最好；脂肪一般在 25 ~ 40g/d，视 BMI 水平增减。多吃富含碳水化合物食物，血糖高者调整胰岛素用量。同时注意应低盐、高钙、低磷饮食，禁食动物内脏、肉汤、瓜子等；血钾高者，应注意不吃高钾食物，如橘子、香蕉等。

5. 情志疗法

针对性开展 DKD 科学知识宣教，要求患者定期监测 ACR 以及血肌酐、肾小球滤过率等，教育早期患者认识 DKD 病情不断进展的规律，指导其良好控制血糖、血压，及早采用中医药措施积极治疗，以防治病情进行性加重。针对晚期患者注意讲解积极治疗的意义，多列举成功案例，提高患者自信心，减轻患者心理负担，稳定患者情绪，以提高生存质量，延长生存时间。

五、治验病案举例

病案 1

朱某，男，57 岁。初诊时间：2013 年 4 月 2 日。

发现血糖升高 17 年，尿蛋白（++）8 个月，来诊。

患者 17 年前体检发现血糖 12.0mmol/L，诊断为 2 型糖尿病，间断服用二甲双胍、拜糖平、格列苯脲等控制血糖，效果不佳，遂改用胰岛素控制。目前应用诺和灵 30R 早 28U、晚 22U，空腹血糖波动在 7 ~ 8mmol/L，餐后 2 小时血糖波动在 8 ~ 9mmol/L。体重 80kg（标准体重 65kg）。

刻下症：视物模糊，急躁易怒，纳眠可，大便偏干，小便有泡沫，腰酸痛，双下肢无水肿。舌尖红、舌质暗、苔薄黄，脉沉。尿蛋白（++），尿微量白蛋白 700mg/L。

西医诊断：2型糖尿病，糖尿病肾脏病，糖尿病视网膜病变。

中医诊断：消渴病肾病消瘅期。

辨证：肝肾亏虚，心肝火旺，瘀热内生。

治法：养肝益肾，清心肝火，凉血活血。

嘱诺和灵30R改为早26U，晚20U皮下注射，监测血糖。

处方：菊花10g，枸杞子10g，川牛膝30g，鬼箭羽15g，丹参30g，牡丹皮25g，赤芍25g，龙胆草10g，黄连10g，川芎15g，白芍20g。

5月10日二诊：服上方后，腰酸疼较前减轻，尚感乏力，口中异味，舌红、苔黄腻，脉沉滑。空腹血糖6～8mmol/L，餐后2小时血糖8～10mmol/L，尿蛋白（++），尿微量白蛋白668mg/L。嘱诺和灵30R改为早24U，晚18U皮下注射。4月2日方加太子参30g，茵陈30g，炒栀子10g。

6月21日三诊：服上方后，口中已无异味，尚乏力明显，舌质暗红、苔薄白，脉沉。空腹血糖4～8mmol/L，餐后2小时血糖8～11mmol/L，尿蛋白（++），尿微量白蛋白518mg/L。嘱诺和灵30R改为早22U，晚16U皮下注射。4月2日方加生黄芪30g，当归10g，太子参20g。

8月2日四诊：服上方后乏力改善，偶尔头晕，舌红、苔黄腻，脉沉滑。空腹血糖7～8mmol/L，餐后2小时血糖9～10mmol/L，尿蛋白（±），尿微量白蛋白121mg/L。诺和灵30R改为早20U，晚14U皮下注射。4月2日方加太子参30g，茵陈30g，炒栀子10g。

9月6日五诊：服上方后头晕、乏力好转，近日着凉，左下腹冷痛，胸闷，腹胀，偶尔恶心，舌体胖大、苔白腻，脉弦细。空腹血糖6～7mmol/L，餐后2小时血糖8～9mmol/L，尿蛋白（±），尿微量白蛋白124mg/L。诺和灵30R改为早18U，晚12U皮下注射。

处方：香附10g，乌药10g，香橼10g，佛手10g，陈皮10g，姜半夏10g，九香虫10g，猪苓20g，茯苓20g。其后病情长期稳定。

按：糖尿病中医称之为消渴病，吕仁和教授基于《黄帝内经》"脾瘅""消渴""消瘅"的论述，提出分期辨证消渴病。其中"脾瘅"相当于糖尿病前期，"消渴"相当于糖尿病临床期，"消瘅"相当于糖尿病并发症期，DKD 属于消瘅期。《灵枢·五变》云："怒则气上逆，胸中蓄积，血气逆留，髋皮充肌，血脉不行，转而为热，热则消肌肤，故为消瘅。"明确指出消瘅期的病机为血脉不行。祝谌予教授在20世纪70年代率先提出应用活血化瘀治法治疗糖尿病及其并发症，疗效显著，影响较大。吕仁和教授师从祝谌予教授，临床重视活血化瘀法治疗 DKD，并在整理挖掘古代文献的基础上，参照西医学 DKD 相关认识，结合自己的临床实践，提出糖尿病肾脏病"微型癥瘕"病理学说，认为 DKD 的发生、发展，实质上是消渴病治不得法，迁延不愈，伤阴耗气，痰、郁、热、瘀互相胶结，积聚于肾之络脉，形成"微型癥瘕"，由瘀聚渐成癥积的过程。因此，吕仁和教授提出化瘀散结法治疗 DKD，可以说是对活血化瘀治法的进一步发展。

本案为消渴病肾病，属消瘅期。消瘅期的病机特点为虚实夹杂，结合本患者，"腰为肾之府"，肾虚故见腰酸乏力。肝开窍于目，肝肾亏虚，目窍失养故见视物模糊；肝主疏泄，肝气郁结化火故急躁易怒；舌尖红为心火上炎所致，舌质暗为血瘀之象。综合舌脉，辨证为肝肾亏虚，心肝火旺，瘀热内生，病性为本虚标实，肝肾亏虚为本，瘀热、心肝火旺为标，治以养肝益肾，清心肝火，凉血活血，故一诊以枸杞子、牛膝、菊花以补肝肾，龙胆草、黄连以清心肝之火，赤白芍、丹参、牡丹皮、川芎凉血活血，鬼箭羽化瘀散结。诸药合用，扶正祛邪，标本兼治。二诊、四诊加入茵陈、炒栀子清利湿热，以舌苔黄腻、体胖为辨证要点。三诊加黄芪、当归、太子参益气养阴以扶正。五诊患者受寒致寒凝气滞。《金匮要略》云："夫病痼疾加以卒病，当先治其卒病，后乃治其痼疾也。"故以香附、乌药、香橼、佛手疏肝理气，陈皮、半夏燥湿化痰，九香虫散寒和胃，兼以解郁，猪苓、茯苓利湿健脾，提高免疫力。吕仁和教授认为，胰岛素的用量不仅要关注血糖变化，尚应重视体重情况。体重超标者，在控制饮食的基础上，胰岛素用量应逐渐减少；体重不达标者，胰岛素用量可以适当增大，最终使其体重达到标准。只有这样，才有利于把血糖控制平稳，减轻动脉硬化程度，延缓糖尿病并发症的发生。本患者体重严重超标，故在控制饮食的基础上，逐渐减少胰岛素用量。服用中药一方面可缓解症状，另一方面可改善胰岛素抵抗和肾脏血流，减轻肾小球高滤过率，延缓肾小球硬化进程，故尿微量白蛋白逐渐减少，取得了较好疗效。

病案 2

宋某，男，67 岁。初诊时间：2000 年 5 月 1 日。

5 年前因膀胱癌手术发现血糖升高，诊断为糖尿病。现查尿蛋白（++），血肌酐 150μmol/L，血尿素氮 8mmol/L，血压高。心电图示：ST-T 改变。膀胱癌术后放疗 5 年，病情较稳定。西医诊断为 DKD，给予降糖、降压药物治疗，血糖、血压控制尚可。

刻下症：胸闷，腰痛腿酸，寐少梦多，大便常干，舌胖质暗，脉沉弦滑。

西医诊断：2 型糖尿病，糖尿病肾脏病，膀胱癌术，冠心病？

中医诊断：消渴病肾脏病消瘅期。

辨证：心肾虚劳，血脉不活。

治法：补益心肾，通活血脉。

处方：太子参 20g，狗脊 10g，川续断 10g，川牛膝 30g，杜仲 10g，生地黄 20g，丹参 30g，川芎 15g，莪术 10g，鬼箭羽 20g，山楂 10g，全瓜蒌 30g，元明粉 6g。14 剂，每日 1 剂，水煎服。告知其饮食、活动和心态调整的方法，嘱依照执行。

5 月 16 日二诊：服药 14 剂后，自觉诸症均改善。宗初诊方，14 剂。

8 月 16 日三诊：上方服用两个月，精神、饮食俱佳。复查尿蛋白（+ ～ ++），肌酐 145μmol/L，尿素氮 7.5mmol/L。宗初诊方，14 剂。

10月15日四诊：上方隔日服1剂，一般情况尚可。宗初诊方，14剂。

2010年2月5日五诊：间断服药后，大便干、胸闷、腰腿酸痛服药几日则缓解。嘱依照原方间断服药。

2013年5月5日六诊：时而转筋、恶心，小便欠畅，大便常干。舌胖暗，脉沉弦。查：尿蛋白（++），血肌酐250μmol/L，尿素氮10mmol/L。提示病情在缓慢发展，所以应加强治疗。用胰岛素、降压药控制血糖和血压，服用碳酸钙、活性维生素D_3治疗转筋。嘱忌鸡、鸭、鱼各种肉食和海鲜，每日饮用牛奶0.5kg，活动宜轻、缓、少，勿疲劳；保证睡眠好，不要着急生气。

处方：初诊方加熟大黄10g，石韦30g以利谷道和水道，加猪苓30g，白花蛇舌草30g。14剂。

2014年5月6日七诊：时年81岁，仍能自行来诊。间断服药，饮食、睡眠、二便尚好，然近来皮肤时时瘙痒难耐。查：尿蛋白（+~++），继续随诊。六诊方加白蒺藜10g，白鲜皮20g祛风止痒，有效的话可间断服药。

2015年5月16日八诊：时年82岁，自行来诊。间断服药，饮食、睡眠、二便尚可，皮肤瘙痒消失。查血肌酐450μmol/L，尿素氮20mmol/L，尿蛋白（++）。嘱其继续宗原方案治疗。

按：患者初诊之时，尿蛋白（++），肾功能不全代偿期，血肌酐轻度升高，结合病史及眼底检查等，诊断为消瘅期，消渴病肾病虚劳期。根据腰痛腿酸、寐少梦多、胸闷、舌胖暗、脉沉弦滑已知血气瘀阻、血脉不活、微小癥结已成，损心伤肾。方中太子参补气养心；生地黄补肾益精；狗脊、川续断、川牛膝、杜仲既可补益肝肾、强壮腰膝，又能通活督、任、冲、带脉和足太阳膀胱经、足少阴肾经、足太阴脾经等周身血脉，川续断、川牛膝兼有活血化瘀之功；鬼箭羽，有"鬼箭、神箭"之称，破血通经，配合莪术破气化结消癥；川芎、丹参益气活血；山楂酸甘化阴，消积活血；全瓜蒌、元明粉宽胸化痰，利肺养心，增水行舟，通腑泄浊保肾。此方从 2000—2010 年，10 年间，患者病情稳定，血脉通活，肾功能尚可维持。至 2013 年，病情进展，原方加熟大黄、石韦通利谷道和水道；皮肤瘙痒加白鲜皮、白蒺藜对症治疗。现患者 82 岁，肾病进入虚衰期，间断服药，一般情况尚可，生活尚能自理，带病延年。

病案 3

王某，女，60 岁。初诊时间：2013 年 7 月 30 日。

主因发现血糖升高 16 年，蛋白尿 6 年。患者于 1996 年因外阴瘙痒就诊于当地医院，查空腹血糖 12mmol/L，诊断为 2 型糖尿病，予二甲双胍口服治疗（具体剂量不详），血糖控制不佳。2007 年发现尿中有泡沫，在当地医院查尿蛋白（+），服用多种药物（具体不详），症状未见改善。目前应用诺和灵 30R 早 18U、晚 16U 控制血糖，既往高血压病史 20 年。

刻下症：乏力，腰酸腿疼，口干、口黏，纳眠可，小便有泡沫，夜尿 3 次，双下肢水肿，大便可，舌质暗、苔黄腻，脉弦数。查尿蛋白（++++），随机血糖 9.9mmol/L，血肌酐 113μmol/L，尿素氮 7.08mmol/L。

西医诊断：慢性肾功能不全（代偿期），糖尿病肾脏病，糖尿病视网膜病变，高血压病。

中医诊断：慢性肾功能衰竭。

辨证：气血两虚，血脉不和，湿热内阻。

治法：益气养血，活血化瘀，清热利湿。

处方：生黄芪 50g，当归 10g，丹参 30g，茵陈 30g，栀子 15g，炒苍术 10g，白术 10g，茯苓 30g，猪苓 30g，白芍 30g，泽兰 30g，川牛膝 30g，甘草 10g，嘱胰岛素用量早晚各减 2U。

8 月 13 日二诊：口干、口黏、双下肢水肿好转，尚腰酸腿疼，小便多泡沫，舌质暗，苔黄腻，脉弦数。查尿蛋白（++++），血肌酐 89.4μmol/L，尿素氮 5.16mmol/L。

处方：狗脊 10g，川续断 10g，川牛膝 30g，丹参 30g，川芎 15g，赤芍 10g，牡丹皮 10g，枳实 10g，熟大黄 10g，土茯苓 30g，泽兰 30g，猪苓 30g，茵陈 30g，栀子 10g。

9月6日三诊：服上方后腰酸腿疼好转，小便尚多泡沫，大便稀、每日 2～3 次，尿蛋白（++）。

上方加减服至今日，血肌酐维持在 80μmol/L 左右。

按：慢性肾功能衰竭随病情发展，虚损劳衰不断加重，气血两虚、瘀阻脉络、浊毒内停为重要病机，故益气养血、活血化瘀、泄浊解毒为吕仁和教授治疗本病的常用方法。临床灵活变通运用，可保护肾功能，降低血肌酐，延缓肾衰进一步发展。

吕仁和教授认为，DKD 是消渴病久治不愈，久病及肾，久病入络，络脉瘀结，形成"微型癥瘕"，使肾体受损，肾用失司所致。肾元既虚，湿浊邪毒内生，更伤肾元，耗伤气血，败坏脏腑，阻滞气机升降，进而形成关格危候。所以临床治疗不仅要重视补肾，同时要重视活血化瘀散结。狗脊、川续断、川牛膝、杜仲是吕仁和教授临床常用药串，可以补肾通督，配合当归补血汤可以益气养血，大黄、土茯苓可以泄浊排毒。本患者属 DKD 导致血肌酐升高早期，辨证属气血两虚，血脉不和，湿热内阻，治以当归补血汤益气养血。丹参活血化瘀，茵陈、栀子、茯苓、猪苓、泽兰清热利湿消肿，苍术、白术健脾化湿，芍药甘草汤缓急止痛，川牛膝补肝肾。二诊水肿减轻，尚有腰酸痛，小便多沫，加用狗脊、川续断补肝肾，土茯苓利湿浊，大黄、炒枳实泄浊毒。纵观全方，标本兼治，虚实同调，故取得较好疗效。

第二章

糖尿病性心脏病辨证治疗

糖尿病性心脏病包括糖尿病性冠心病、糖尿病心脏周围神经病变、糖尿病性心肌病，可表现为心胸憋闷疼痛、心悸、水肿等，吕仁和教授主张统称为消渴病心病。其证候特点是本虚标实，本虚证早期多表现为阴虚、气阴两虚，标实证包括血瘀、气滞、湿热、热毒等四候；晚期本虚证多表现为阳虚，或阴阳俱虚，标实证除了可见早期四候外，更可见痰浊中阻、水饮内停、阴寒凝滞七候。其中，以气阴两虚、痰瘀阻滞心脉证候最为多见。所以其临床诊治，吕仁和教授主张在分期辨证的基础上，以本虚定证型，以标实定证候，强调针对患者具体病情进行分期辨证论治。

糖尿病性心脏病在中医学中相当于消渴病并发的"胸痹心痛""心悸""怔忡""支饮""水肿"等，临床可统称为"消渴病心病"。唐代王焘在《外台秘要》中引《古今录验》云："渴而饮水多，小便数，无脂似麸片甜者，皆是消渴病也。"历代医家所述的消渴继发心痛、胸闷等皆属心病范畴。《灵枢·本脏》云："心脆则善病消瘅热中。"《灵枢·邪气脏腑病形》云："心脉微小为消瘅。"巢元方《诸病源候论·消渴候》指出："厥阴之病，消渴重，心中疼。"《医宗己任篇·消症》云："消之为病，源于心火炎炽，然其病之路，皆由不节嗜欲，不慎喜怒。"说明消渴病的发病发展与心有关。吕仁和教授认为，糖尿病性心脏病病位始终不离心脏，在漫长病程中出现的心悸、眩晕、胸痹、水肿等表现均属心病范畴，所以主张将糖尿病性心脏病中医病名统称为"消渴病心病"。提出该病名，意义有三：①该病名提示糖尿病病位在心。②该病名提示临床治疗中，除应针对消渴病外，应始终顾护到心。③该病名可以概括糖尿病心脏病发生发展的全过程，经分期辨证可较好地阐明病程中出现的纷繁复杂的证候，便于指导本病的防治，具有重要的临床价值。

一、病因病机

消渴病心病是消渴病日久、失治误治、病情发展的结果,属于"消渴病"之消瘅期,即糖尿病并发症阶段。唐代王焘在《外台秘要》中引《古今录验》云:"渴而饮水多,小便数,无脂似麸片甜者,皆是消渴病也。"此消渴病就是西医学的糖尿病。消渴病之所以会继发胸痹心痛等心系病证,与多方面因素有关。《灵枢·本脏》云:"五脏皆柔弱者,善病消瘅……心脆则善病消瘅热中。"《灵枢·邪气脏腑病形》云:"心脉微小为消瘅。"指出先天禀赋不足、心脏脆弱可能是消渴病心病发病的重要内在因素。如果素体"心脆",就容易并发心病。《素问·通评虚实论》云:"凡治消瘅、仆击、偏枯、痿厥,气满发逆,肥贵人则膏粱之疾也。"指出过食肥甘厚腻,饮食不节,伤及脾胃,旁及他脏,可发生消瘅。"气满发逆"可见于心脏病心功能不全者。《灵枢·五变》云:"怒则气上逆,胸中蓄积,血气逆留,髋皮充肌,血脉不行……故为消瘅。"指出消瘅发病与急躁易怒相关,发病有"血脉不行"的机制。另外,张仲景在《金匮要略》中指出:"厥阴之为病,消渴,气上撞心,心中疼热。"巢元方在《诸病源候论·消渴候》中更指出"厥阴之病,消渴重,心中疼",提示消渴病可有心疼表现。此"心中疼"不排除是消渴病心病症状的可能。

吕仁和教授认为,糖尿病患者在脏腑虚损的基础上会引发多种病理产物在体内产生。因饮食不节,过食肥甘厚味,损伤脾胃;或忧思劳倦伤脾,导致脾气虚弱,健运失职,水湿内停,聚集成痰;或肺气不足,宣降失司,水液不得通调输布,津液留聚而生痰;或肾虚不能化气行水,水泛为痰;或肝气郁结,气郁湿滞而生痰。同时阴津亏虚,燥热内生,津亏液少,不能载血循经畅行,瘀血又化热伤阴,津液大量亏耗,血液浓缩,在脉中循行涩滞不畅;精神刺激,情志失调,肝失调达,气机阻滞,阻碍血液运行而导致血瘀;气虚运血无力,血流运行不畅可致血瘀;阳虚阴寒凝结,寒则血凝而导致血瘀;痰湿阻络血行不畅而致血瘀。在脏腑虚损的基础上，痰、瘀、郁、热等实邪阻于体内络脉会发生多种并发症，阻于心之脉络会出现胸痹、心痛、心悸、怔忡等心系并发症。

总之，消渴病心病病位在心，发病与肝、肾、脾（胃）诸脏有关，是在气血阴阳失调的基础上，出现心气、心阴、心阳不足，甚至阴阳俱虚，以致心阳虚衰，气滞、血瘀、痰浊、寒凝等痹阻心脉。病机特点为"热""虚""瘀"相兼，证候以气阴两虚、痰瘀互结、心脉痹阻证最为多见。因消渴病久治不愈，邪热耗气伤阴，久病必瘀，久病必虚，心气阴两虚，心之络脉瘀阻，心体受损，心用失常而成消渴病心病。气虚血瘀，心脉瘀阻可表现为胸痹心痛；气阴不足，心神失养，心主不宁可表现为心悸怔忡；气阴不足，心气虚衰，日久心阳虚衰，或见阴阳俱虚，又可出现水气不化、饮邪内停的证候，表现为咳逆倚息不能平卧，面目、肢体水肿等支饮水肿危候。该病属本虚标实、虚实夹杂之证。本虚可见阴虚、气阴两虚，或阳虚，甚或阴阳俱虚；标实多为血瘀痰阻，或夹气滞，或夹湿热，或夹热毒，或夹水饮、寒凝，其中以气阴两虚、痰瘀阻滞心脉证候最为多见。有专家指出，气阴两虚、痰瘀阻络为糖尿病并发症的重要病理基础。

二、临床表现

（一）糖尿病性冠心病

临床表现与非糖尿病性冠心病相似，主要为心绞痛、心肌梗死或心力衰竭，糖尿病性心脏病证候学研究心电图（ECG）有缺血表现，具有严重的心律失常，X线、ECG，超声心动图和心向量提示心脏扩大，CT检查心脏形态、心功能、心肌组织检查和心肌灌注的定量分析确定有冠心病，MRI提示大血管病变和清楚的心肌梗死部位，放射性核素显示心梗部位并早期诊断冠心病。本病与非糖尿病性冠心病相比，发病年龄小，心绞痛不典型或无症状性心肌缺血多见，并且无痛性心肌梗死多见于非糖尿病患者，病情重，进展快，病死率高。

（二）糖尿病性心脏自主神经病变

早期损害迷走神经，而交感神经相对兴奋，患者表现为静息状态下心动过速，静息心率大于 90 次/分钟，或不易受各种条件反射影响的固定心率。后期随病变加重迷走神经和交感神经同时受损，立卧位心率差随病变加重而减小，导致心率固定。若交感神经节后神经病变损害血管调节反射，可发生直立性低血压，患者由卧位立起时收缩压可下降 4kPa，舒张压下降 2.67kPa 以上，患者表现为头晕、心悸、大汗、视力模糊，应与低血糖反应区别。多见于服用降压药的糖尿病并发高血压患者。因痛觉神经受损患者可发生无痛性心肌梗死，伴有面颊和上肢多汗、厌食、恶心、尿潴留、大便失禁等内脏神经损害，深呼吸时每分钟心率差 ≤ 10 次，立卧位时每分钟心率差 ≤ 10 次，乏氏动作反应指数 ≤ 1.1 为异常，30/15 心搏时心率比值 ≤ 1.03。也可偶在感染、手术等应激条件下突感短暂胸闷、心悸，然后血压下降，有时伴有严重的心律失常，导致心脏骤停及猝死。

（三）糖尿病性心肌病

早期无明显症状，劳累后可有胸闷憋气、劳累气短；心尖区可闻及第四心音；心电图可有非特异性改变。中期疲劳乏力、胸闷气短、心悸等症状比较明显，75% 的患者有不同程度的左心室功能不全。后期患者症状加剧，左心衰进一步加剧，表现为呼吸困难，或有端坐呼吸，有 30% 的患者伴有右心衰竭和体循环瘀血征；心脏普遍扩大，但仍以左室扩大为主，心尖冲动向左下移位，第一心音低钝，第二心音亢进；左室扩大可有相对性二尖瓣关闭不全，同时可伴发乳头肌功能不全，在心尖区可闻及收缩期杂音，双肺底部有湿性啰音，提示有肺瘀血。常因充血性心力衰竭、心源性休克、严重心律失常等而致死，约有 1/3 的患者死于心衰。经放射性核素和 MRI 检查提示心肌病的存在，存在心肌内小冠状动脉和微血管广泛的病变，心肌有纤维化、灶性坏死、糖蛋白、脂蛋白和钙盐沉积等。

三、诊断与鉴别诊断

（一）诊断要点

对于糖尿病性心脏病的诊断，吕仁和教授学术继承人杨晓晖教授强调必须注意以下几个方面问题：①应该符合糖尿病性心脏病自然发展的规律，从糖尿病出现心脏损害的早期开始，尤其是尚未出现明显症状的亚临床阶段，诊断依据应尽量客观、具体，并采用量化标准。②主要内容应与国际医学同步，以便学术交流，但又应从我国临床实际出发，以便推广应用。参照基于此思路，在此主要参考的是 2011 年中华中医药学会糖尿病分会发布的《糖尿病合并心脏病中医诊疗标准》；吕仁和、赵进喜教授主编，人民卫生出版社出版的《糖尿病及其并发症中西医诊治学（第 2 版）》，2010 年原卫生部发布的《中华人民共和国卫生行业标准——冠状动脉粥样硬化性心脏病诊断标准》以及中华医学会心血管病学分会 2014 年颁布的《中国心力衰竭诊断和治疗指南 2014》相关诊断标准。

1. 糖尿病并发冠心病

在排除其他器质性心脏病的条件下，糖尿病患者有如下证据时即可诊断：曾出现心绞痛、心肌梗死或心力衰竭，心电图（ECG）有缺血表现，有严重的心律失常，X 线、ECG、超声心动图和心向量提示心脏扩大，CT 检查心脏形态、心功能、心肌组织检查和心肌灌注的定量分析确定有冠心病，MRI 提示大血管病变和清楚的心肌梗死部位，放射性核素可显示心梗部位并早期诊断冠心病。

2. 糖尿病并发心肌病

病程在 5 年以上的糖尿病患者，排除其他原因引起的心肌病和除高血压性心脏病及冠心病引起的心衰后，有如下表现时可诊断：有心力衰竭的临床表现（心功能分级按美国纽约心脏学会 NYHA 分级法）；

心脏无扩大者，心功能检查证实有舒张功能障碍；有心脏扩大者同时有收缩功能障碍；心力衰竭、心脏扩大、房性和（或）室性奔马律、心绞痛和心律失常，经放射性核素和 MRI 检查提示心肌病的存在，存在心肌内小冠状动脉和微血管广泛的病变，心肌有纤维化、灶性坏死、糖蛋白、脂蛋白和钙盐沉积；有微血管病变其他表现，如视网膜、肾脏病变者可间接支持诊断。

3. 糖尿病心脏自主神经病变

糖尿病确诊的基础上，心脏自主神经功能测定 7 项试验检查 2 项或以上异常者。糖尿病患者静息心率 > 90 次 / 分钟，或不易受各种条件反射影响的固定心率，有体位直立性低血压，易发生无痛性心肌梗死，伴有面颊和上肢多汗、厌食、恶心、尿潴留、大便失禁等内脏神经损害，深呼吸时每分钟心率差 ≤ 10 次，立卧位时每分钟心率差 ≤ 10 次，乏氏动作反应指数 ≤ 1.1 为异常，30/15 心搏时心率比值 ≤ 1.03，卧立位时收缩压下降 > 4kPa（30mmHg），或舒张压下降 ≥ 2.67kPa（20mmHg）。

（二）鉴别诊断

糖尿病性心脏病主要应与非糖尿病性冠心病相鉴别。非糖尿病性冠心病心绞痛，常表现为不稳定型劳力性心绞痛和变异性心绞痛的典型症状，发生心梗常有典型的胸前区持续性压榨样疼痛，病变部位常为大血管病变。同时，应该注意糖尿病伴有冠心病等，并不意味着就是糖尿病性心脏病。糖尿病性心脏病常兼有视网膜病变、肾病等微血管病变。

四、治疗

吕仁和教授临床上常用"六对论治"方法治疗糖尿病性心脏病，包括对症论治、对症辨证论治、对症辨病与辨证论治相结合、对病论治、对病辨证论治、对病分期辨证论治，体现的是一种病、证、症并重的精神。治疗糖尿病性心脏病，则主张在分期辨证的基础上，以本虚定证型，以标实定证候，将消渴病心病分为早、晚两期，四型、七候辨治，主要内容如下。

（一）早期

1. 早期的临床表现

该期主要病理改变是心脏自主神经病变和心肌。心内微血管病变，进一步又可分为轻、中、重三度。

（1）轻度：主要表现为心脏自主神经功能检查的异常，如呼吸差 11～14 次 / 分，立卧差 11～14 次 / 分，乏氏指数 1.10～1.20，30/15 比值 1.01～1.03 等。无明显心脏自觉症状，可伴有汗出异常、膀胱残余尿增多、胆囊收缩功能减退、便秘或腹泻等其他系统自主神经功能受损的表现。

（2）中度：呼吸差 ≤ 10 次 / 分，立卧差 ≤ 10 次 / 分，乏氏指数 ≤ 1.10，30/15 比值 ≤ 1.01。心脏超声检查可发现左室顺应性下降，E/A 比值＜ 1，左室壁增厚，左室舒张末期内经减小，伴眼底病变、肾脏病变等身体其他部位的微血管病变发生。

（3）重度：心脏超声检查可见以左室收缩前期时间（PEP）/左室射血时间（LVET）比值增高为主要表现的左室收缩功能的减退，E/A 比值＜ 1，甚者从卧位起立时收缩压下降＞ 4kPa（30mmHg），舒张压下降＞ 2.67kPa（20mmHg）。胸片上出现心影增大、胸腔积液和肺瘀血表现。伴有的眼底、肾脏等微血管病变加重。

2. 早期的治疗

对早期患者要加强心理教育，使患者及家属了解本期虽自觉症状少，但已是心脏并发症的开始，而且容易伴发其他并发症，所以应引起重视。实践证明，只要认真合理防治，轻、中度病变有可能恢复正常。即使是重度病变，也可明显减轻症状，延缓病情发展。运动方面，活动量以中等及轻体力劳动为主，避免重体力劳动和剧烈运动。饮食方面，根据体型供给合理热量，并根据肾功能情况，确定主食中植物蛋白的摄入。降糖西药可酌情选用磺胺类、双胍类、葡萄糖酐酶抑制剂、胰岛素等。糖尿病并发心脏病患者，应特别注意避免低血糖发生。控制血糖的原则是"宁高勿低"。

中医辨证治疗，根据"以虚定型、以实定候"的原则，可分为两个常见证型、四个证候进行辨证用药。

1）阴虚燥热

主症：口舌干燥，烦渴多饮，消谷善饥，便结尿赤，偶有心悸，五心烦热，失眠多梦，舌质红、苔薄黄而干，脉细数。

治法：滋阴清热，养心安神。

方药：生地黄 12g，玄参 10g，麦冬 10g，葛根 10g，天花粉 30g，黄连 10g，炙远志 10g，牡丹皮 10g，当归 10g，丹参 30g，柏子仁 20g，珍珠母 15g。

2）心气阴虚

主症：口干乏力，偶现心悸或胸闷，气短，五心烦热，失眠健忘，面色少华，视物模糊，双目干涩，大便秘结，尿浊，舌质暗、苔薄白，脉细数或偶现结代，中、重度病变多见此型。

治法：益气养阴。

方药：太子参 30g，麦冬 15g，五味子 15g，生地黄 15g，首乌 15g，黄精 30g，丹参 30g，葛根 15g，天花粉 20g，酸枣仁 15g，川芎 15g。

3）兼夹证

（1）肝郁气滞：伴有口苦咽干，胸胁苦满，纳饮不香，舌暗苔黄，脉弦。改用疏肝解郁法，以四逆散为主方，可加用柴胡 10g，赤芍 20g，白芍 20g，枳壳 10g，枳实 10g，炙甘草 6g，牡丹皮 10g，栀子 10g，当归 10g，白术 10g，茯苓 20g，厚朴 6g。

（2）血脉瘀阻：口唇、舌暗，甚则胸部刺痛，肢体麻木疼痛，舌下脉络曲张，脉细涩。治当活血化瘀，方可用丹参饮，或主方中加入丹参、三七、鬼箭羽等。若辨证为血瘀夹寒者，可选用川芎、山楂、桃仁、红花、当归尾；血瘀夹热者，可选用地龙、皂角刺、生蒲黄、五灵脂等。

（3）湿热内停：若湿热中阻，症见脘腹胀满，纳饮不香，时有恶心，身倦头胀，四肢沉重，大便秘结，舌胖嫩红、舌苔黄腻，脉弦滑。治当清化湿热，方用平胃散合茵陈蒿汤加减。参考处方：苍术10g，陈皮10g，厚朴10g，生甘草6g，茵陈30g，栀子10g，大黄10g（另包后下，大便转溏后减量）。若湿热下注，症见大便秘结，腰腿沉重，小便不爽，舌胖嫩红，苔黄白厚腻，脉弦滑数，治当化湿清利，方可用二妙散。四妙散加味。参考处方：黄柏10g，苍术10g，牛膝30g，生薏苡仁30g，狗脊15g，川续断10g，木瓜30g，生大黄10g（另包后下，大便通畅后减量）。

（4）热毒侵袭：症见咽喉肿痛，发热恶寒，便干尿黄，或下肢出现溃疡。破损，舌红、苔黄，脉数，治当清热解毒，方可用银翘解毒散加减。参考处方：金银花20g，连翘20g，菊花10g，桑叶10g，黄芩10g，紫花地丁20g，黄连10g，生大黄（另包后下，便畅减药）8g。

（二）晚期

1. 晚期的临床表现

糖尿病性心脏病晚期病理改变的主要特点是出现心脏大血管病变，诊断时依据国际心脏病学会及WHO于1979年的联合报告中关于缺血性心脏病的诊断标准，可分为轻、中、重度。

（1）轻度：心电图有典型冠心病样改变。活动时可出现心悸胸闷、胸痛、气短等症状，休息后减轻或无明显心脏自觉症状，伴有眼、肾等微血管病变及高血压、糖尿病足等大血管病变。

（2）中度：心电图有冠心病样改变，静息或轻度活动便出现心绞痛等表现，须服用硝酸酯制剂、钙离子拮抗剂等方可缓解。伴有眼、肾、高血压、足病等并发症。

（3）重度：心痛彻背，服药后得不到缓解，可伴有恶心、呕吐，甚者出现严重心律失常、心力衰竭、心源性休克征象或猝死等。心电图出现典型心梗表现，心肌酶谱异常升高，严重者可致死亡。

2. 晚期的治疗

糖尿病性心脏病晚期患者与家属应该了解大血管出现病理改变的潜在危险，同时明白此期绝非不可治疗。只要放下思想负担，即使失掉工作能力，仍可长期存活。所以应该鼓励患者把生活安排好，保持乐观和愉快情绪，如此有利于生存质量的提高和生存时间的延长。活动量以轻度活动为主，量力而行，绝不可强忍、硬撑，可选择内养功练习，调息运气，放松入静，使全身经络疏通，气血流畅，对强制性的功法和运动应慎用。饮食方面，总热量可据体型和活动量而定，蛋白的摄入根据肾脏功能而定。使用口服降糖药物或胰岛素控制血糖，应注意避免低血糖的出现。中医辨证治疗仍依据"以虚定型、以实定候"的原则。仅就本虚证而言，糖尿病心脏病早期多见心气阴虚证，晚期除可见心气阴虚证，治疗与早期气阴虚证方法一致外，还可见心气阳虚证、心阴阳两虚证。

1）心气阳虚

主症：神疲乏力，心悸胸闷，或有胸痛，肤色苍黄，畏寒肢冷，视物模糊，肢体麻木，下肢浮肿，大便溏，舌淡胖、边有齿痕、苔薄白，脉弦滑或结代，中度病变多见此型。

治法：补气助阳。

方药：生黄芪 30g，当归 12g，太子参 30g，葛根 12g，五味子 10g，麦冬 10g，丹参 30g，桂枝 6g，全瓜蒌 20g，茯苓 30g，半夏 12g，陈皮 10g。

2）心阴阳两虚

主症：气短乏力，心悸怔忡，时有心痛，全身浮肿，咳逆倚息不能平卧，纳谷不香，畏寒肢冷，腰膝酸软，泄泻，舌淡胖、质暗、苔白滑，脉沉迟或细数。甚者阴阳离绝，四肢厥冷，冷汗淋漓，胸痛彻背，朝发夕死，重度病变多见此型。

治法：益气滋阴温阳。

方药：人参 10g，黄芪 30g，麦冬 10g，五味子 10g，金樱子 10g，芡实 10g，女贞子 10g，墨旱莲 10g，丹参 30g，川芎 10g，郁金 10g，桑白皮 30g。

虚阳欲脱症见大汗淋漓、肢厥、脉微欲绝者应用参附汤或四逆加人参汤以回阳救逆，同时用生脉注射液静脉点滴，此时当伍用西药急救。

本期常见兼夹证候：除了早期可见的 4 种证候以外，糖尿病性心脏病晚期还可兼见痰浊、水饮、寒凝 3 种特有证候。

（1）痰浊中阻：症见心胸闷痛，形体肥胖，全身困倦，头晕目眩，脘腹痞满，纳呆呕恶，苔白腻，脉弦滑。治当化痰除湿，方可用二陈汤加减。药可用半夏 12g，陈皮 10g，茯苓 30g，甘草 6g，全瓜蒌 25g，枳实 10g，竹茹 10g 等。

（2）水饮内停：症见心悸怔忡，咳逆喘息不得平卧，咳吐白色泡沫痰涎，下肢浮肿，泄泻，舌淡暗体胖大、边有齿痕、苔白滑，脉弦数滑。治当通阳化饮，以葶苈大枣泻肺汤为主方。药用葶苈子 30g，大枣 5 枚，桑白皮 15g，全瓜蒌 30g，葛根 15g，防己 6g，车前子 30g（包），茯苓 30g。

（3）阴寒凝结：症见突发心胸剧痛，得温痛减，四肢厥冷，苔白，脉沉迟或沉紧。治当温阳散寒，方可用以四逆汤为主方。药用附子 10g，干姜 12g，桂枝 10g，赤石脂 12g，杜仲 15g，川续断 15g，牛膝 12g。

（三）其他疗法

1. 中成药

应注意辨证应用，切忌盲目使用。建议选用无糖颗粒型、胶囊剂、浓缩丸或片剂。如复方丹参滴丸、速效救心丸适用于气滞血瘀冠心病心绞痛者，通心络胶囊适用于冠心病心绞痛证属心气虚乏、血瘀络阻证者，参麦注射液适用于冠心病心律失常气阴两虚证，参附注射液适用于阳气暴脱的厥脱证，包括心源性休克急救等。准确辨证是取效的重要基础。

2. 针灸疗法

针灸疗法以"盛则泻之，虚则补之，热则疾之，寒则留之，陷下则灸之"为原则，采用体针分型施治。

1）心律失常的治疗

主穴：心俞、巨阙、内关、神门。

功用：宁心安神定悸。

手法：平补平泻法。

2）冠心病心绞痛的治疗

主穴：巨阙、膻中、心俞、厥阴俞、膈俞、内关。

功用：益气活血，通阳化浊。

手法：捻转手法，可留针。

3）慢性心力衰竭的治疗

主穴：心俞、厥阴俞、膏肓俞、膻中、大椎、内关。

功用：补心气，温心阳。

手法：先泻后补或加温灸。

3. 养生功法

糖尿病合并心脏病患者一般以静功为主，适当配合一些动功。动功选择八段锦，静功选择松静功（放松功）。初学者练功时需注意以下几点。

（1）松静自然：做到心情稳定、体位舒适、全身放松后再调整呼吸。

（2）意气相合：练功时用意念活动去影响呼吸，逐渐使意念的活动与气息的运行相互配合，使呼吸随着意念活动缓慢进行。在松静自然的前提下，逐步地把呼吸锻炼得柔细匀长，如"春蚕吐丝"，绵绵不断。

（3）动静结合：气功偏静，还应配合其他体育疗法如太极拳、健身操等。只有动静相结合，才能相得益彰，真正达到平衡阴阳、调和气血、疏通经络的目的。

（4）循序渐进：练功要靠自己努力，只有坚持不懈，持之以恒，才能逐渐达到纯熟的地步。开始练功时间可短些，以后逐渐加长，一般可加到 30 ～ 40 分钟，每日 1 ～ 2 次。

五、治验病案举例

病案 1

芦某，女，43 岁。初诊时间：2005 年 11 月 20 日。

患者主因发现血糖升高 14 年、水肿反复发作 5 年、胸闷 7 天就诊。患者 1991 年明确诊断为糖尿病，2000 年因下肢水肿，查血肌酐升高，明确诊断为糖尿病肾病，2003 年开始行腹膜透析治疗。7 天前无明显诱因出现胸闷、憋气，动后尤甚，无咳嗽咳痰。

刻下症：胸闷、憋气，活动后气短，乏力，面色白，视物模糊，皮肤瘙痒，尿少，下肢轻度水肿。舌淡胖、苔薄白，脉沉。实验室检查：尿常规示尿蛋白（＋），血肌酐 469 μ mol/L，尿素氮 19.14mmol/L。

西医诊断：糖尿病，糖尿病肾病 V 期，慢性肾功能不全衰竭期，糖尿病性心肌病，慢性心功能不全。

中医诊断：消渴病肾病，消渴病心脏病。

中医辨证：气血阴阳俱虚，浊毒内停。

治疗：泻肺利水，调补心肾。

方药：葶苈大枣泻肺汤加味。

处方：酒大黄 10g（后下），菊花 10g，枸杞子 10g，泽兰 30g，泽泻 30g，车前子 30g（包），葶苈子 30g，狗脊 10g，川牛膝 20g，川芎 15g，太子参 30g，香附 10g，乌药 10g，生甘草 10g。14 剂，1 日 1 剂，水煎服。嘱少进肉食，多食牛奶、蛋清。避免劳累，保持良好心态。

2005 年 12 月 26 日二诊：服前方 1 个月后，水肿减退，胸闷、憋气减轻。血肌酐下降至 313 μ mol/L，疗效明显，继用前方治疗。

按：《灵枢·本脏》曰："心脆，则善病消瘅热中……肺脆，则善病消瘅易伤……肝脆，则善病易伤……脾脆，则善病消瘅易伤……肾脆，则善病消瘅易伤。"消渴病进入消瘅期，心、肺、肝、脾、肾各脏腑均可受伤，但并发症的类型和病情轻重各不相同，究其原因，与脏腑的脆弱程度有关。心、肺、肝、脾、肾脆弱者易受伤害，不脆弱者则先不受伤害。本例患者胸闷、憋气，活动后气短、乏力、尿少诸症并见，故消渴病心病诊断明确。究其所由，为浊毒内蕴、上犯凌心、脉络闭阻之故，故虽有面色白、乏力等本虚之象，但仍不宜"以补为先"，一味补气养血。如《素问·通评虚实论》云："凡治消瘅、仆击、偏枯、痿厥、气满发逆，甘肥贵人则膏粱之疾也。隔塞闭绝，上下不通，则暴忧之疾也……"隔塞闭绝，上下不通是消瘅之为病的重要病机，因气血阴阳俱虚而致气机阻滞、血脉不行，又因浊毒内停、泛滥全身而致疾病丛生。因此，补正时宜以通调为先，通利经脉，调畅气机，待浊毒清泻，方可补益波及之脏腑。

本例患者病位主要在心、肺、肾，故取葶苈大枣泻肺汤之意，以泻肺利水，去其标实而养心。川芎活血益气以养心；香附、乌药行气消滞以养心肾；酒大黄泻浊保肾以益心；川牛膝通畅肾经、膀胱经等经络，以解上下不通、隔塞闭绝之弊；再用枸杞子滋补肝肾，益精明目；生甘草调和补中。药后血肌酐显著下降，诸症缓解，正是调补得法、经络疏通、浊毒清利之功。

病案 2

白某，男，52岁，工人。

患糖尿病 12 年，一直口服降糖药治疗（苯乙双胍每日 75mg，格列苯脲 7.5mg）。空腹血糖波动在 11.2～12.9mmol/L，尿糖持续（++++）。症见口干烦躁，视物不清，头晕，胸闷痛，时而心前区刺痛，乏力，气短倦怠，便溏，肢体麻痛，面唇色暗，舌胖有齿痕、舌质紫、苔白，脉沉细无力。化验检查：空腹血糖 13.6mmol/L，尿糖（+++），24

小时尿糖定量 3.9g，胆固醇 6.76mmol/L，甘油三酯 29.9mmol/L，血压 170/100mmHg。心电图：左室肥厚，心肌缺血，双眼底为糖尿病视网膜病变（Ⅱ期）。

西医诊断：2 型糖尿病，糖尿病性心脏病，糖尿病性视网膜病变，糖尿病性周围神经病变，高血压病变。

中医诊断：消渴病，消渴病心病，消渴病眼病。

中医辨证：气阴两虚夹瘀。

治疗：原降糖药不变，加服益气养阴、化瘀汤剂。

处方：太子参 15g，生黄芪 30g，玄参 15g，生地黄 15g，五味子 10g（打），麦冬 10g，丹参 30g，赤芍 15g，川芎 10g，佛手 12g，泽泻 10g，葛根 15g，天花粉 10g。每日 1 剂，水煎 400mL，分 2 次服。

治疗 4 周，查空腹血糖 6.2mmol/L，尿糖（－），24 小时尿糖定量为零。口干乏力、烦躁、便溏消失，胸闷痛、肢体麻痛、视物模糊明显好转。心电图、眼底检查同治疗前。胆固醇 4.7mmol/L，甘油三酯 4.1mmol/L，临床好转出院。

按：本例患者糖尿病性心脏病诊断明确，根据"以虚定型、以实定候"的中医辨证思路，本患者以心气阴两虚为主要证型，兼有气血瘀阻之证，治疗以生脉散为主方，益心气，护心脉；同时兼四物汤药味，以养血活血开瘀。黄芪、生地黄两药，黄芪甘温，补气升阳，利水消肿，而偏于健脾补气；生地黄甘苦而寒，善凉血清热滋阴。两药伍用，一阴一阳，阴阳相合，相互促进，具有健脾补肾、益气养阴之功。黄芪与生地黄相配伍，益气养阴，最适合糖尿病内热伤阴耗气表现为气阴两虚的病机。祝谌予教授常将黄芪、生地黄两药作为经验方之降糖基本药，这也是当今治疗糖尿病及其并发症著名的药对。吕仁和教授师从施今墨、祝谌予教授，临床也常用黄芪、生地黄对治糖尿病及其多种并发症，本例患者应用益气养阴兼活血化瘀方药疗效甚好。

第三章

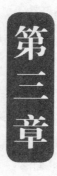

糖尿病性视网膜病变
辨证治疗

糖尿病性视网膜病变（diabetic retinopathy, DR）相当于中医学消渴病继发的视瞻昏渺。其发病是消渴病久病不已，气阴两虚、因虚致瘀、目络阻滞所致。其证候特点是本虚标实，虚实夹杂，本虚多表现为肝肾阴虚、气阴两虚或阴阳俱虚，标实最常见的是瘀血阻络，或兼有肝气郁结、肝经郁热或兼有痰湿阻滞。非增殖期多表现为气阴两虚，增殖期多表现为阴阳俱虚。标实证包括肝气郁结、肝经郁热、痰湿阻滞、血络瘀滞等，其中血瘀证普遍存在。糖尿病性视网膜病变的中医药治疗强调全身辨证与局部辨证相结合。肝肾阴虚、瘀阻目络多见于非增殖期糖尿病视网膜病变，治当滋补肝肾、活血通络，方药可用杞菊地黄丸、犀角地黄汤等化裁；气阴两虚、瘀阻目络多见于非增殖期糖尿病视网膜病变，治当益气养阴、活血通络，方药可用参芪地黄丸加减；阴阳两虚、瘀阻目络多见于增殖期糖尿病视网膜病变，治当滋阴温阳、活血散结，方药可用归脾汤合金匮肾气丸，或右归饮加减。糖尿病性视网膜病变晚期，阴阳俱虚血瘀者多见，治当养阴助阳、活血通络、软坚散结，如兼肝经郁热上炎或风火上冲，可加夏枯草、柴胡、黄芩、决明子、茺蔚子等。胃肠结热、多食、烦热、大便偏干者，可配合大黄黄连泻心汤清热凉血。眼底出血久不吸收，当活血止血；眼底新鲜出血，当凉血止血，或用云南白药治疗；絮状渗出，利水渗湿，硬性渗出或眼底增殖性改变者，当化痰散结；眼底出血后机化的物质或陈旧性玻璃体积血，当化瘀散结，临床上配合中药离子导入及针灸治疗等也有一定的疗效。

DR属糖尿病眼病范畴。糖尿病眼病除糖尿病视网膜病变以外，还包括白内障、青光眼、视网膜中央静脉闭塞、视网膜中央动脉闭塞和新生血管性青光眼等。其中，较为常见、危害较大的是糖尿病性视网膜病变。

糖尿病性视网膜病变作为一种血管病变，以眼底出血、脂质渗出、新生血管形成和结缔组织增生病变为主要特征，是糖尿病患者致盲的主要原因。糖尿病性视网膜的患病率与糖尿病病程、血糖的控制有关，常出现于长期血糖控制差者。据统计，糖尿病病程5年以上，约30%并发眼病；糖尿病发病20年，超过60%的2型糖尿病患者会并发视网膜病变，糖尿病患者双目失明的发生率比非糖尿病者高出25倍。西医学认为，血液黏稠、瘀滞、血脂、血胆固醇增高，以及糖、脂、蛋白质、水盐代谢紊乱皆可导致血管硬化，特别是小血管及毛细血管的内皮增生、基膜增厚等均参与糖尿病性视网膜病变发生机制。临床治疗原则：内科药物控制血糖，眼科局部滴卡他灵、麝珠明目液等眼药水；口服维生素类药物、止血药等，以延缓病情发展，阻止并发症的发生。

糖尿病性视网膜病变在古代中医文献中没有明确的称谓，根据证候可归属于"云雾移睛""血灌瞳神""视瞻昏渺"等，最新版全国统编《中医眼科学》教材把糖尿病性视网膜病变的中医病名定为"消渴病目病"。

一、病因病机

中医对糖尿病并发眼病失明早有记载。《河间六书》云："夫消渴者，多变聋盲目疾。"中医眼部辨证多将出血、微血管瘤归为瘀血所致；渗出、水肿、棉絮斑归为痰湿所致；新生血管、纤维增殖为痰瘀互结，认为"血积既久，亦能化为痰水"。痰湿停滞，加重血液瘀滞，导致痰瘀互结。从整体辨证分析，糖尿病的发病过程是先由阴虚到气阴两虚，最终导致阴阳两虚。因此，近年许多医家从阴阳气血论述其病机，认为糖尿病视网膜病变的发生发展，呈现由阴虚发展至气阴两虚终至阴阳俱虚的演变过程，血瘀证贯穿病程始终。

（一）气阴两虚

消渴病日久，精血亏虚，不能充养五脏，气失之化生基础，日久必虚；阴虚内热，耗气伤阴，日久可致肝肾心脾之虚。气虚化生无权，则阴精亏虚更甚，终至气阴两虚。

（二）阴阳两虚

阴阳互根，消渴病阴虚日久使阳气化生不足，而精血津液有赖于阳气之温煦、固摄和推动方能上输于目，滋养目窍。因此阴损及阳，阳气亏虚必加重目窍失养，使糖尿病视网膜病变病情进一步发展。

（三）瘀血阻络

消渴病阴虚内热，津亏液少，不能循经载血运行；或过食厚味，痰湿阻滞，阻碍气血运行；或情志郁结，气机郁结，日久致气滞血瘀；情志郁结，郁而化热，上熏于目，灼伤目络，络破血溢则为瘀血；或阴损及气，气阴两虚，气虚无力推血运行；或阴损及阳，阳虚寒凝等均可形成血瘀。久病入络，瘀血阻滞目络，气血津液不能上荣于目，则目窍失养日甚。

综上所述，气阴两虚、因虚致瘀、目络阻滞是糖尿病视网膜病变发生的基本病机。临床观察发现，本虚标实、虚实夹杂是糖尿病视网膜病变的证候特点。本虚多表现为肝肾阴虚、气阴两虚或阴阳俱虚，标实最常见瘀血阻络，或兼有肝气郁结、肝经郁热或兼有痰湿阻滞。

二、临床表现

（一）临床表现

眼部以不同程度的视力障碍为主要表现。在非增殖期，黄斑水肿、渗出、出血是导致视力下降的主要原因；在增殖期，眼底新生血管并发玻璃体积血、牵拉性视网膜脱离可造成视力严重下降，甚至失明。视网膜水肿引起光散射可出现闪光感；玻璃体积血、混浊可出现眼前黑影飘动。糖尿病视网膜病变早期可无眼部自觉症状。

（二）相关检查

1. 非增生型糖尿病性视网膜病变（non-proliferative diabetic retinopathy, NPDR）

（1）微血管瘤：微血管瘤为糖尿病视网膜病变检眼镜下最早可见的体征，表现为针尖大小的小红点，有的可大至1/2血管直径。按我国现行DR分期标准，微血管瘤在Ⅰ–Ⅵ期均出现，早期大多可数，多分布在黄斑周围或散在分布在视网膜后极部；病变发展，微血管瘤数目增多，在毛细血管异常的区域，如扩张的毛细血管、毛细血管无灌注区周围亦可见到。微血管瘤数目的多少可反映病情的轻重，微血管瘤数量增加，表示病情加重。反之，表示病情减轻。视网膜微血管瘤并非仅见于糖尿病视网膜病变，视网膜静脉阻塞、低灌注视网膜病变等亦可出现，但在糖尿病视网膜病变中微血管瘤出现最早、最为多见。

（2）出血：早期出血多位于视网膜深层，呈点状或斑点状出血，新旧出血可同时存在。随着病情发展，可有浅层条状或火焰状出血，甚至视网膜前出血，表现为半月形出血，上方可见液面。

（3）水肿和硬性渗出：血管内体液渗出，造成视网膜局限或弥漫、浅层或深层水肿。长期黄斑区弥漫水肿常导致黄斑囊样水肿形成，严重影响视力。水肿后常有硬性渗出，多位于黄斑区和后极部，呈黄白色，边界清楚，可点状散在分布或呈星芒状、环行沉积，严重者可相互融合呈大斑片状。硬性渗出经过较长时间可以逐渐吸收，视网膜上新旧渗出亦可同时存在。新鲜渗出饱满，边缘圆钝，陈旧渗出边缘呈锯齿状。

（4）棉绒斑：棉绒斑为边界不清的灰白色斑，直径1/4～1/3DD，仅在前小动脉和毛细血管闭塞时出现，FFA表现为小片毛细血管无灌注区。单纯毛细血管闭塞FFA表现为无灌注区，但不出现棉绒斑。棉绒斑亦可以消退，但消退缓慢，陈旧棉绒斑色淡边界较清。大量棉绒斑出现，提示病情迅速进展。

（5）视网膜血管病变。①视网膜动脉和静脉：视网膜动、静脉异常，主要以静脉扩张为主，视网膜动脉可略变细。病变早期，视网膜静脉呈均一性扩张、色暗红；病情发展可呈串珠状或腊肠状扩张，并可扭曲呈祥状。串珠状的静脉改变是糖尿病视网膜病变的典型表现。视网膜静脉管径异常提示病情较重，出现两个及两个以上象限静脉串珠样改变时被认为是重度NPDR，提示疾病向增殖期发展。②视网膜毛细血管：主要表现为毛细血管闭塞，在检眼镜下不易观察，但FFA则不难发现。早期毛细血管闭塞形成岛状无灌注区，无灌注区周围的毛细血管扩张，有微血管瘤形成。晚期大量毛细血管闭塞，甚至前小动脉、小动脉闭塞形成大片无灌注区，预示病变将进入增殖期，此时需积极治疗，控制病情发展。

2. 增生型糖尿病性视网膜病变（proliferative diabetic retinopathy, PDR）

PDR除具有微血管瘤、视网膜出血、硬性渗出、棉绒斑等NPDR病变外，最重要的临床特征是眼底新生血管的生成。当视网膜或视盘表面出现新生血管时，标志糖尿病性视网膜病变进入增殖期。

（1）新生血管：临床上将视盘上及其附近1DD范围的新生血管称为视盘新生血管，其他视网膜任何部位的新生血管称为视网膜新生血管。视网膜新生血管早期位于视网膜平面内非常细小，检眼不易发现，以后可穿过内界膜，位于视网膜和玻璃体后界面之间，呈海贝状或扭曲成不规则线团状，多数分布在视网膜中周部，即距视盘4～6个DD的范围内，以沿四支大血管分布最多。严重者新生血管也可长入玻璃体。并发视盘新生血管者表明增殖病变严重，常导致视力丧失。

视盘新生血管早期呈卷丝状位于视盘表面，随病情加重逐渐长大，可超出视盘 1 ~ 3DD 不等。新生血管内皮细胞的紧密连接结构不良，管壁容易渗漏，且易于破裂，造成视网膜、玻璃体积血。新生血管是造成视力损害的主要原因之一。美国糖尿病视网膜病变研究组（DRS）将视盘上或距视盘 1DD 以内有中度或重度新生血管、视盘上或距视盘 1DD 以内有轻度新生血管并有新出血、距视盘 1DD 以外有中度或重度新生血管并有新出血这三种情况归为增殖期高危险征。这些危险因素的存在，使视力丧失的发生率增高，故需立即做全视网膜光凝，防止视力进一步损害。

（2）纤维增生：早期伴随新生血管生长的纤维组织很薄，观察不到；随着新生血管不断生长，纤维组织也不断增厚，逐渐形成可观察到的半透明纤维膜，伴随新生血管在玻璃体内生长者，形成增生性玻璃体视网膜病变；晚期纤维血管膜上的新生血管逐渐退化，纤维膜愈来愈厚。纤维膜收缩可牵拉新生血管破裂，还可导致牵拉性视网膜脱离。由于伴随新生血管生长的纤维膜，以血管内皮细胞为主，来自视盘及视网膜大血管，因此糖尿病性视网膜病变纤维增生常见于视盘及其附近和大血管上，呈黄白色或白色条带状。

三、诊断与鉴别诊断

（一）诊断依据

（1）糖尿病患者。

（2）双眼视网膜出现微动脉瘤、出血、硬性渗出、棉绒斑等改变。

（3）FFA 协助诊断。

（二）分型分期标准

1. 我国现行的糖尿病性视网膜病变分期标准

1984 年由全国眼底病学术会议确定。见表 3-1。

表 3-1　我国糖尿病性视网膜病变分期标准

型别	分期	视网膜病变	
单纯期	Ⅰ	有微血管瘤或并有小出血点	（+）较少易数，（++）较多不易数
	Ⅱ	有黄白色"硬性渗出"或并有出血斑	（+）较少易数，（++）较多不易数
	Ⅲ	有白色"软性渗出"或并有出血斑	（+）较少易数，（++）较多不易数
增殖期	Ⅳ	眼底有新生血管或并有玻璃体积血	
	Ⅴ	眼底有新生血管或纤维增生	
	Ⅵ	眼底有新生血管或纤维增生，并发视网膜脱离	

该分期标准是根据检眼镜所见划分，不包括 FFA 表现。因此，临床上需参照 FFA 征象，修正该分期标准：FFA 见微血管瘤而眼底检查正常者归为Ⅰ期；FFA 见毛细血管无灌注区而眼底未发现"软性渗出"者归为Ⅲ期；FFA 见新生血管而眼底未发现者归为Ⅳ期。

2. 其他分型标准

为了更好地把握视网膜激光光凝治疗的最佳时机，有学者提出了增生前期糖尿病性视网膜病变（PPDR）为严重的非增生期糖尿病性视网膜病变，表现为严重的视网膜出血见于 4 个象限；静脉串珠样改变有两个象限；中等严重的视网膜内微血管异常出现在 1 个或更多象限。FFA 表现为大片毛细血管无灌注区出现，此期是行视网膜激光光凝治疗的最佳时期。

（三）鉴别诊断

1. 与视网膜中央静脉阻塞鉴别

共同点：眼底均可见视网膜出血、硬性渗出、棉绒斑、微血管瘤、毛细血管闭塞区、新生血管、黄斑水肿；治疗上两者均有视网膜激光光凝治疗或玻璃体手术的适应证。

不同点：视网膜中央静脉阻塞多单眼发病，高血压、动脉硬化、颈动脉疾病、糖尿病均可导致该病发生。视网膜出血以浅层火焰状出血为主，分布在后极部居多，静脉高度扩张迂曲。糖尿病性视网膜病变为双眼发病，糖尿病是其基础疾病。视网膜出血类型多样，在视网膜散在分布，病变后期静脉可扩张迂曲，但不如静脉阻塞明显。糖尿病性视网膜病变可并发视网膜静脉阻塞，表现为双眼病变不对称，眼出血量多，视力损害重。

2. 与高血压性视网膜病变的鉴别

共同点：均为双眼发病，眼底均可见视网膜出血、硬性渗出、棉绒斑、微血管瘤。

不同点：高血压性视网膜病变，高血压是其基础疾病。以视网膜动脉改变为主，表现为视网膜动脉变细、动脉硬化。虽可见微血管瘤，但为数很少。视网膜出血以围绕视盘的浅层线状出血为主，急进性高血压性视网膜病变在视网膜后级部可见灰白色棉绒斑。糖尿病性视网膜病变为双眼发病，糖尿病是其基础疾病。视网膜出血类型多样，在视网膜散在分布，微血管瘤出现早、数量多。糖尿病患者合并高血压患者，眼底可兼有视网膜动脉硬化表现。

四、治疗

糖尿病性视网膜病变的中医药治疗强调全身辨证与局部辨证相结合。糖尿病性视网膜病变是糖尿病的眼部并发症，患者全身症状较为明显，故根据全身证候进行整体辨证实属必要。随着病程发展，证候主要表现为气阴两虚、阴阳两虚，并兼血瘀。糖尿病性视网膜病变眼部表现多样，如新旧出血、渗出、纤维增生等常同时存在，故还需根据眼底局部情况或止血活血或活血化瘀或化痰软坚，随症加减用药。

（一）辨证论治

1. 肝肾阴虚，瘀阻目络

临床表现：视物昏花，目睛干涩，头晕头痛，腰膝酸软，口干舌燥，五心烦热。或兼见口渴喜饮，大便干结，尿少色黄，舌淡红，或有瘀斑、少苔，脉沉细或弦细。

多见于非增殖期糖尿病性视网膜病变。

治法：滋补肝肾，活血通络。

方药：杞菊地黄丸，犀角地黄汤等化裁。

典型处方：生地黄 25g，沙参 15g，石斛 15g，玄参 25g，枸杞子 15g，菊花 12g，当归 12g，夏枯草 15g，白芍 25g，赤芍 12g，牡丹皮 12g，柴胡 9g，黄芩 6g，决明子 15g，葛根 25g，丹参 15g，蒲黄 9g，地锦草 15g，防风 6g，三七粉 6g（分冲）。每日 1 剂，水煎服。

临床应用：糖尿病性视网膜病变，郁热伤阴，风火上熏目络，络破血溢，络脉血瘀者较多见，治当养阴清热、凉血止血、活血通络。因眼病多以肝经郁热上炎或风火上冲为诱因，所以治疗在选用杞菊地黄丸、犀角地黄汤的基础上，可加夏枯草、柴胡、黄芩、决明子之类。可用葛根、丹参、蒲黄、地锦草、三七粉凉血活血止血；大便偏干加大黄清热凉血，活血止血、或用土大黄，兼有清热解毒、凉血止血之用。选防风者，是基于"目病多瘀"理论，更有引药上行之意，临床观察发现，该类药应用不可忽略。

2. 气阴两虚，瘀阻目络

临床表现：视物昏花，目睛干涩，倦怠乏力，气短懒言，五心烦热，口干舌燥。或口渴喜饮，心悸失眠，溲赤便秘，舌体胖大、舌红少津，脉细数。

多见于非增殖期糖尿病性视网膜病变。

治法：益气养阴，活血通络。

方剂：参芪地黄丸加减。

典型处方：生黄芪 30g，生地黄 25g，沙参 15g，石斛 15g，玄参 25g，枸杞子 15g，菊花 12g，当归 12g，夏枯草 15g，白芍 25g，柴胡 9g，黄芩 6g，决明子 15g，牡蛎 25g（先煎），浙贝母 9g，茺蔚子 9g，葛根 25g，丹参 15g，蒲黄 9g，地锦草 15g，防风 6g，三七粉 6g（分冲）。每日 1 剂，水煎服。

临床应用：糖尿病性视网膜病变气阴两虚血瘀者多见，治当益气养阴、活血通络。临床观察发现，眼病多为肝经郁热上炎或风火上冲，故治疗在选用生脉散、杞菊地黄汤、石斛夜光丸的基础上，可加用夏枯草、柴胡、黄芩、决明子、茺蔚子之类。可用葛根、丹参、蒲黄、地锦草、三七粉凉血活血止血；大便偏干者，加大黄清热凉血，用牡蛎、浙贝母软坚散结。眼底检查渗出多者，可配合白术泽泻汤，或加茯苓、泽泻、苍术、白术、生薏苡仁、车前子等祛湿之品。

3. 阴阳两虚，瘀阻目络

临床表现：视物昏花，目睛干涩，腰膝酸软，手足冷凉麻痛，或肌肤甲错，或兼口干不欲饮，大便秘结，尿频色淡，男子阳痿，女子性冷淡，舌淡红或紫暗、苔薄白，脉沉细或涩。

多见于增殖期糖尿病性视网膜病变。

治法：滋阴温阳，活血散结。

方药：归脾汤合金匮肾气丸，或右归饮加减。

典型处方：生黄芪 30g，生地黄 12g，熟地黄 12g，肉桂 3g，淫羊藿 12g，石斛 15g，玄参 25g，枸杞子 15g，菟丝子 12g，车前子 15g（包煎），鹿角片 12g，当归 12g，夏枯草 15g，白芍 25g，牡蛎 25g（先煎），浙贝母 9g，茺蔚子 9g，葛根 25g，丹参 15g，防风 6g。每日 1 剂，水煎服。

临床应用：糖尿病性视网膜病变晚期阴阳俱虚血瘀者多见，治当养阴助阳、活血通络、软坚散结，如兼肝经郁热上炎或风火上冲，可加夏枯草、柴胡、黄芩、决明子、茺蔚子之类。胃肠结热、多食、烦热、大便偏干者，可配合大黄黄连泻心汤清热凉血。需要指出的是：糖尿病性视网膜病变用药必须参考眼底检查的结果，重视微观辨证。眼底出血久不吸收，可用三七、丹参活血止血；眼底新鲜出血，可用牡丹皮、槐米、生蒲黄、黄芩、三七、大黄等凉血止血，或云南白药；絮状渗出，可用车前子、茯苓、泽泻利水渗湿；硬性渗出，或眼底增殖性改变，加海藻、昆布、浙贝母、牡蛎化痰散结；眼底出血后机化的物质或陈旧性玻璃体积血，可用海藻、浙贝母、山楂、山慈姑，甚至三棱、莪术、鬼箭羽化瘀散结。

（二）其他治疗

1. 中药离子导入

玻璃体积血者，可予血栓通注射液（主要成分三七皂苷）离子导入，以改善眼局部微循环，帮助出血吸收。

2. 针灸治疗

糖尿病性视神经病变、糖尿病眼肌麻痹者可配合局部取穴、远端取穴治疗。

五、治验病案举例

蔡某，男，62岁。消渴病史16年，近两年视物模糊，时觉眼前有黑点闪烁，口苦咽干，烦躁易怒。舌质略暗、苔薄白而干，脉弦细。

眼科会诊示：糖尿病眼底改变并有新鲜出血点。

诊断：糖尿病性视网膜病变。

辨证：肝火上炎，气机郁滞。

治法：加味四逆散为主。

处方：醋柴胡6g，赤芍20g，白芍20g，枳壳6g，枳实6g，甘草3g，栀子10g，生地黄12g，牡丹皮10g，枸杞子15g，石斛10g，谷精草12g，青葙子10g，葛根10g，天花粉20g。7剂，水煎服，药后症状大减。

再服药 20 剂，症状基本消失，复查眼底出血基本吸收。

按：消渴病是一种慢性疾病，病程长、变化多，病久不仅夹瘀且多气郁。肝开窍于目，肝主气。本例患者素来烦躁易怒，肝气不疏，郁而化热，肝火上炎，血为热迫，溢于脉外。吕仁和教授常用四逆散加减治疗，习用醋柴胡，因醋炒可加速入肝；赤芍、白芍同用，既可柔肝，又可凉血活血；枳壳、枳实同用，使瘀滞之气从上而降，以免单用枳实下气破结而中上焦之气不能下降，形成下虚上实。本案为加味四逆散，药用醋柴胡 6～10g，赤芍、白芍各 15～30g，枳壳、枳实各 3～10g，炙甘草 3～6g。体弱便溏者用较小量，体壮便干者用较大量。

第四章

糖尿病性周围神经病辨证治疗

糖尿病性周围神经病，吕仁和教授习惯统称之为"消渴病痹痿"。其发病乃消渴病日久，内热伤阴耗气，阴虚、气虚、气阴两虚甚至阴阳俱虚所致。气虚帅血无力而血瘀，阴虚脉络不荣而血瘀，阳虚温通无力而血瘀，或气滞、痰湿、湿热阻痹而血瘀，经络痹阻，气血不能濡养四肢，阳气不能布达四末，故导致糖尿病性周围神经病的发生。络脉痹阻是糖尿病性周围神经病的典型病变。吕仁和教授主张分为早、中、晚三期，在明确分期的基础上进行辨证论治。早期治疗以益气养阴、活血通络为重点；中期治疗以补益肝肾、破血逐瘀为重点；晚期治疗以温补脾肾、化痰消瘀通络为主。基于对疾病分型辨证论治的思路，可分为三证，根据病情的轻重和证候进行加减用药。气阴两虚、风湿痹阻证，治当益气养阴、祛风除湿，方用生脉散加味；肝肾阴虚、血脉瘀阻证，治当补益肝肾、破血逐瘀、搜剔经络，方用丝瓜汤加味；脾肾阳虚、痰瘀阻络证，治当温补脾肾、化痰消瘀通络，方用肾气丸加益气活血通络之药。另外，配合中药外治渍溃及针灸等也有一定疗效。

糖尿病性神经病（diabetic neuropathy, DN）最常见的类型是糖尿病性周围神经病变，发病率为30%～90%。其典型表现为肢体麻木、疼痛，并可伴有四肢冷凉、皮肤蚁行感，晚期患者肢体肌肉可发生萎缩，导致功能废用。糖尿病性神经病与糖尿病肾病、眼病习惯上被人们称为"三联病症"1980年上海地区调查发现，糖尿病新发病例中神经病变者占90%，其中周围神经病变者占85%，自主神经病变者占56%，还有30%～40%无症状。可见，糖尿病性神经病变，特别是周围神经病变确实是糖尿病最为常见的并发症之一。本病性别差异不大，患病年龄可小可大，但随着年龄增长有上升趋势，高峰年龄为 50～60 岁。患病率与病程关系不明显，约 20% 的 2 型糖尿病患者在糖尿病症状出现以前就存在神经病变。与糖尿病病情严重程度关系也不明显，但高血糖长期控制不良者，患病率可明显增加。

糖尿病性周围神经病变相关论述早在《内经》时代就有论述。《素问·通评虚实论》曾将消瘅与痿、厥、仆击、偏枯等并称，《古今录验方》更明确指出肾消病"但腿肿，脚先瘦小"，这些皆为糖尿病性周围神经病变的有关记载。综观古今所论，本症当属消渴病继发麻木、痿证、厥证等病证，吕仁和教授习惯统称之为"消渴病痹痿"。

一、病因病机

糖尿病性周围神经病变的发病机理乃消渴病日久，内热伤阴耗气，阴虚、气虚、气阴两虚甚至阴阳俱虚所致。气虚行血无力而血瘀，阴虚脉络不荣而血瘀，阳虚温通无力而血瘀，或气滞、痰湿、湿热阻痹而血瘀，经络痹阻，气血不能濡养四肢，阳气不能布达四末，故导致糖尿病性周围神经病变的发生，且常常与消渴病日久损伤肝肾、肝肾亏虚、筋骨失养有关。络脉痹阻是糖尿病性周围神经病的典型病变。该病临床也常有表现为风寒湿邪留滞、阻痹经脉气血、加重糖尿病周围神经病变的症状，或气血不能布达四肢，导致经脉拘挛者。中医学有"久病入络"之说，糖尿病日久，在正虚的基础上，痰湿瘀血等病理产物聚集于肢体络脉，导致气血不能达于四末，这也是糖尿病性周围神经病发生的重要病机。

二、临床表现

糖尿病性周围神经病变是指周围神经功能障碍，包括脊神经、颅神经及自主神经病变,其中以远端对称性多发性神经病变最具代表性。

1. 远端对称性多发性神经病变

临床表现为双侧肢体疼痛、麻木、感觉异常等。

2. 近端运动神经病变

一侧下肢近端严重疼痛多见,可与双侧远端运动神经同时受累,伴迅速进展的肌无力和肌萎缩。

3. 局灶性单神经病变(或称单神经病变)

可累及单颅神经或脊神经。颅神经损伤以上睑下垂(动眼神经)最常见,其次为面瘫(面神经)、眼球固定(外展神经)、面部疼痛(三叉神经)及听力损害(听神经)。

4. 非对称性的多发局灶性神经病变

同时累及多个单神经的神经病变称为多灶性单神经病变或非对称性多神经病变,可出现麻木或疼痛。

5. 多发神经根病变

最常见的是腰段多发神经根病变,主要为 L2、L3 和 L4 等高腰段的神经根病变引起的一系列单侧下肢近端麻木、疼痛等症状。

6. 自主神经病变

可累及心血管、消化、呼吸、泌尿生殖等系统,还可出现体温调节、泌汗异常及神经内分泌障碍。

三、诊断与鉴别诊断

(一)诊断标准

参照钱荣立教授 2000 年主编的《糖尿病临床指南》,糖尿病性周围神经病变的诊断要点有三:明确的糖尿病病史、具备周围神经病变的症状与体征、肌电图神经传导速度检查等有阳性发现,排除其他引起周围神经病变的原因。

糖尿病性周围神经病变的具体表现有两种情况多见，其中，远端原发性感觉神经病变为最常见类型，症状以感觉障碍为主，多从下肢开始，由足趾向上发展，上肢累及较晚。短袜及手套形分布的感觉障碍为典型表现。对称性运动神经病变，症状以下肢远端对称性无力为常见，相当于消渴病继发痿证，与远端原发性感觉神经病变表现不同。

关于糖尿病周围神经病变的临床分期，吕仁和教授提出以下意见：

早期：症状不明显，肢体麻木，疼痛范围较局限，一般不影响工作和生活能力，肌电图检查感觉和运动速度可稍减慢。

中期：表现为典型的肢体麻木、疼痛症状，疼痛可为闪电痛、刺痛、烧灼痛，并可伴有四肢冷凉、皮肤蚁行感、袜套感，但肌肉一般无萎缩，工作生活能力常受到影响，神经传导速度检查常提示神经元受损。

晚期：上下肢均可出现麻木、疼痛等症状，肌肉可发生萎缩，以致肢体废用，丧失工作和生活能力，神经传导速度常提示神经元严重受损，肌电图也提示有明显异常。

为了给临床治疗和随访提供定量判断依据，国外学者提出了Toronto临床评分系统，该系统分症状分、反射分和感觉试验分三项。

症状分：足部疼痛、发麻、针刺感、无力，共济失调，上肢症状，出现一项记1分，无症状为0分。

反射分：膝反射、踝反射，出现一侧反射消失记2分，减退1分，正常0分，最高分4分。

感觉实验分：每出现一次异常记1分，无异常0分。

患者得分越高，提示神经功能损害越严重，总分最高19分。

相关理化检查包括电生理检查、震颤量阈值测定、皮肤温度感觉测定等。

电生理学检查：采用肌电图测定糖尿病患者的运动和感觉神经传导速度，以便早期检出是否存在周围神经病变。运动和感觉神经传导速度减慢是糖尿病性周围神经病变的早期特征，下肢较上肢更明显，远端较近端更明显。

震颤量阈值测定：通常采用 C128 音叉，用被检查的特定部位感到振动的阈值与检查者手所感觉的余振时间的差值进行判定。由于准确度不高，故最好采用电气 C128 音叉变更振幅的半定量方法进行测定。震颤觉异常并非单一神经障碍，而是大神经和小神经两者混合性障碍，可敏感反映代谢异常引起的血糖值变化，对血糖的控制较神经传导速度有良好的相关性。血糖控制两周，可见大幅度改善。

皮肤温度感觉测定：采用皮肤温度感觉测定仪检测患者皮肤对寒热温度的感知能力，以判断周围神经病变是否存在。

（二）鉴别诊断

糖尿病性周围神经病变首先应与糖尿病性周围血管病变鉴别。二者皆可表现为肢体麻木、冷凉、疼痛等，但糖尿病性周围神经病变可见肢体麻木和疼痛，疼痛多为闪电痛、刺痛、烧灼痛，并可伴有四肢冷凉、皮肤蚁行感、袜套感，晚期肌肉可发生萎缩，以致肢体废用，丧失工作和生活能力。神经传导速度常提示神经元受损，肌电图提示异常。

糖尿病性周围血管病变的典型表现为间歇性跛行，疼痛症状较为突出，可表现为夜间静息痛，抬高肢体时加重，下垂时肢体疼痛减轻，可伴肢端皮肤颜色改变，桡动脉或足背动脉搏动微弱甚或无脉，血管彩色多普勒检查、下肢血流图检查等提示动脉粥样硬化斑块形成、血管狭窄、血流量不足。另外，糖尿病性脑血管病变也可表现为肢体麻木，甚至肢体冷凉、疼痛、肌肉萎缩，但多为单侧肢体麻木，脑 CT 检查和经颅彩色多普勒检查有利于确诊。

四、治疗

（一）分期辨证治疗

吕仁和教授治疗糖尿病性周围神经病变主张在分期的基础上辨证

论治。早期治疗以益气养阴、活血通络为重点，可用太子参15g，麦冬10g，五味子10g，丹参30g，赤芍30g等加减；中期治疗以补益肝肾、破血逐瘀为重点，可用桑寄生10g，狗脊15g，川续断10g，川芎15g，土鳖虫3g，蜈蚣6g等加减；晚期治疗以温补脾肾、化痰消瘀通络为主，可用生黄芪20g，肉桂3g，附子6g，地黄20g，牛膝30g，蜈蚣6g，地鳖虫3g等加减。在辨病基础上，分型辨证，可分为三个基本证型，临床根据病情轻重和证候加减用药。

1. 气阴两虚，风湿痹阻证

临床表现：肢体麻痛等神经系统症状，伴倦怠乏力，动则汗出，或口干多饮，手足心热，五心烦热，舌质红、偏瘦、苔薄白，脉细弱。

治法：益气养阴，祛风除湿。

参考处方：太子参15g，麦冬10g，五味子10g，生地黄20g，丹参30g，赤芍30g，牛膝15g，木瓜30g，狗脊15g，秦艽15g，川续断10g。

2. 肝肾阴虚，血脉瘀阻证

临床表现：肢体麻痛，伴口干咽燥，腰膝酸软，胁痛，耳鸣，健忘，手足麻木，舌红、少苔，脉细数。

治法：补益肝肾，破血逐瘀，搜剔经络。

参考处方：桑寄生10g，黄精20g，狗脊15g，川续断10g，秦艽15g，羌活15g，独活15g，生地黄30g，丹参30g，川芎15g，乌蛇6g，土鳖虫3g，蜈蚣3条，地龙10g。

3. 脾肾阳虚，痰瘀阻络证

临床表现：肢体麻木疼痛、冷凉，畏寒肢冷，腰膝以下疼痛，遇寒加重，舌淡胖、苔白滑，脉沉细。

治法：温补脾肾，化痰消瘀通络。

参考处方：人参10g，生黄芪20g，肉桂3g，附子6g（先煎），地黄20g，山药20g，牛膝30g，乌梢蛇6g，蜈蚣3条，地龙10g，麝香0.1g，丹参 30g，半夏 9g，桃仁 15g，杏仁 15g。

随症加减：①肝郁气滞：两肋胀满、疼痛，善太息，口干咽燥，急躁易怒者，可加用木香 6g，陈皮 6g，香附 6g，乌药 6g，柴胡 6g，枳实 6g，枳壳 6g，白芍 10g。②脾胃湿热：脘腹胀闷，纳食不佳，口渴少饮者，可加苍术 10g，黄柏 10g，薏苡仁 15g。③胃肠结滞：大便干燥，脘腹胀满，舌红、苔黄厚，脉数无力者，可加大黄 6g，芒硝 3g，番泻叶 10g。④痰湿阻滞：四肢湿困，酸懒，咳吐痰浊者，可加陈皮 6g，半夏 9g，杏仁 15g 等。

（二）其他治疗

1. 中药外治

（1）温通方：适用于糖尿病性周围神经病变肢体冷凉、疼痛甚者，药用制川乌、制草乌、追地风、透骨草、苏木、红花、炙乳香、炙没药等，水煎，适当温度下外洗。皮肤甲错、干燥者，可加芒硝同煎，外洗，有润燥功用。

（2）忍冬苏木散：适用于糖尿病性周围神经病变肢体麻木、疼痛、有灼热感或冷凉不突出者，药用忍冬藤、黄柏、蒲公英、透骨草、追地风、苏木、桃仁、红花等，水煎，适当温度下外洗。皮肤湿痒或流水糜烂者，加地肤子、白鲜皮、苦参、枯矾、五倍子等，其中枯矾可以收湿。

2. 针灸治疗

取穴：足三里、阳陵泉、丰隆、胰俞、肾俞、脾俞、三阴交等，平补平泻，或用当归注射液等，足三里穴位注射。

五、治验病案举例

病案

王某，女，58 岁。

双下肢麻木疼痛，以外侧为甚，且入夜尤甚，遇冷则剧，得热稍舒，腰背时痛，脘腹痞满，纳食不香，口干喜饮。有消渴病史 7 年，肌电图提示轻度异常。舌质暗红、舌苔少，脉弦细。

西医诊断：糖尿病性周围神经病变。

中医诊断：消渴病痿痹。

辨证：气机郁滞，瘀血内停，肝肾不足。

治疗：四逆散加味。

处方：柴胡8g（醋炒），赤芍30g，白芍30g，枳壳6g，枳实6g，炙甘草6g，鸡血藤15g，蜈蚣3条，土鳖虫10g，独活12g，羌活12g，桑寄生15g，川续断10g，杜仲10g，淡附片6g，生地黄15g，熟地黄15g。5剂，水煎服。

药后症状稍减。

又服药14剂，症状明显减轻，随访至今，病情平稳。

按：消渴病日久，阴精亏损久及肝肾，肝肾阴虚、经脉失养或气阴两虚、运行无力、血液运行不畅则为瘀；或气阴损伤波及后天之脾胃、水谷运化失常、痰湿内生、痰瘀阻络导致胁肋胀痛或刺痛或隐痛不舒、四肢沉重、指趾疼痛、时作转筋、口苦不思饮食、急躁易怒、夜寐多梦等。治以加味四逆散化裁。腰腿麻木疼痛，加狗脊、木瓜、杜仲、桑寄生、川续断；肢体麻木或刺痛，加全蝎、蜈蚣、秦艽、丝瓜络；窜痛，加海风藤、鸡血藤、络石藤、威灵仙；冷痛，加附片、蕲蛇、乌梢蛇、肉桂；四肢沉重，加薏苡仁、草薢、茯苓、泽泻。

第五章

糖尿病足辨证治疗

糖尿病足（diabete foot）属中医学"消渴病"继发的"血痹""脱疽""筋疽"等范畴。其病机复杂，在气虚、阴虚、气阴两虚，甚至阴阳俱虚的基础上，脉络瘀结是其发病基础。热毒壅郁，或湿热邪毒壅滞则为肢端坏疽。吕仁和教授治疗糖尿病足重视在分期基础上辨证论治。早期气阴两虚、脉络不和证、治当益气养血、活血通络；阳虚血瘀证，治当温经通阳、活血化瘀；热毒炽盛证，治当清热解毒消肿。中期气血亏虚、湿毒内蕴证，治当益气养血、清化湿毒；热毒炽盛、胃肠结热证，治当清热解毒、通腑泄热；阳气亏虚、脉络闭阻证，治当温通阳气、化瘀通脉。晚期肝肾阴虚、痰瘀互阻证，治当调补肝肾、活血化瘀祛痰；脾肾阳虚、经脉不通证，治当调补脾肾、活血通脉；气血阴阳俱虚，痰瘀湿毒互阻证，治当补益气血阴阳、化痰祛瘀、解毒祛湿。其他治疗，包括外敷法、箍围、溻渍、熏洗等中药外治，局部清创等外治技术，尤其值得重视。

糖尿病足是导致糖尿病患者致残致死的严重慢性并发症之一，世界卫生组织（WHO）1999年对糖尿病足的定义：糖尿病患者由于并发神经病变及各种不同程度末梢血管病变而导致下肢感染、溃疡形成和（或）深部组织的破坏。早在1956年，Oakley等首先使用"糖尿病足"这一病名，并认为该病是由于糖尿病血管病变而使肢端缺血和因神经病变而失去感觉并发感染的足，称为糖尿病足。由于此病多发生在四肢手足末端，因此又称为"肢端坏疽"。其临床特点为早期肢端麻木、疼痛、发凉，有明显的间歇性跛行，继续发展则出现末梢皮肤变黑、组织溃烂、感染、坏疽，发病迅速，病情严重。中医对本病的发病及证治规律进行了深入探讨，积累了一定经验。目前治疗本病多采取多种方法相结合的综合治疗，如控制糖尿病、抗感染、扩血管、改善微循环、对症支持治疗、局部清创引流及血管重建术等。由于糖尿病足既有糖尿病和其他并发症的内科疾病表现，又有足部病变的外科情况，故临床处理相当棘手。一旦发病，病情发展急剧，难以控制，多致截肢甚或死亡，故降低截肢率最有效的方法是加强预防。

一、病因病机

糖尿病足属中医学"消渴病"继发的"血痹""脱疽""筋疽"等范畴。如《灵枢·痈疽》曰："发于足趾名曰脱疽，其状赤黑，死不治；不赤黑不死，不衰急斩之，不则死矣。"《金匮要略·血痹虚劳》指出"血痹，阴阳俱微""外证身体不仁，如风痹状"。《医宗金鉴》指出"未发疽之先，烦渴发热，颇类消渴，日久始发此患"。国家标准《中医临床诊疗术语》以"厉疽"对应称之，其险恶之候正如《疡科心得集》云："此证形势虽小，其恶甚大。"

因糖尿病足病程较长，病机复杂，研究者观察角度的不同，或研究主体差异，或研究对象病发阶段的不同等原因，人们对糖尿病足的病因病机认识差异较大。综合文献资料，主要有以下几个方面：

1. 气阴两虚，脉络闭阻

本病因消渴日久，耗气伤阴，气虚则血行无力，阴虚则热灼津血、血行涩滞，导致血瘀。血瘀一旦形成，瘀阻经脉，肢端局部失养而发生溃烂，遂成脱疽。

2. 燥热内结，瘀血阻络

燥热内结，营阴被灼，络脉瘀阻；甚或迁延日久，阴损及阳，以致气阴两虚，进而气虚血瘀，瘀血阻络，使肢体失养。复因外感邪毒，局部热毒蕴结而发。

3. 湿热瘀毒，化腐成疽

气虚阴津不布，或运化失司，导致水湿内停，湿性重浊黏滞，湿趋于下，久蕴化热。湿热下注，足当受之。若瘀血湿浊阻滞脉络，营卫壅滞，或患肢破损，外感邪毒，热毒蕴结则为肢端坏疽，而致肉腐、筋烂、骨脱。

4. 正气不足，阴阳俱虚

糖尿病足晚期多病程长，耗伤正气，表现为虚实夹杂，以肝肾阴虚或脾肾阳虚夹痰瘀互阻为主。病情发展至后期则阴损及阳，阴阳两虚，阳气不能敷布温煦，导致肢端阴寒凝滞，血脉瘀阻而成。

综合各方面的研究成果和临床实践研究我们发现，糖尿病足既可以发生在糖尿病阴虚燥热阶段，也可以发生气阴两虚、痰浊瘀血痹阻脉络阶段，还可以发生在阴阳俱虚阶段。这与糖尿病其他慢性并发症多发生在气阴两虚、痰浊瘀血痹阻脉络之后有很大差别。究其原因，除糖尿病常见的发病原因外，外来伤害的多样性、伤及部位的不同以及伤害程度等决定了糖尿病足发病的特殊性和复杂性。在糖尿病的不同发展阶段，机体的表现或以阴虚为主，或以燥热为主，或以阳虚为主，或以痰浊为主，或以瘀血为主，或同时兼见诸多证的不同。而外来伤害中或伤于寒，或伤于热，或因创伤，或因摩擦伤等，这些不同的外来伤害又有伤及部位的不同及伤害程度轻重的差异等。因此，必须在掌握糖尿病一般发病原因和病机转变规律的基础上，了解糖尿病足发生的内在原因，特别是应根据所受外邪性质及轻重不同进行研究。

总之，糖尿病足是本虚标实之证，本虚为气、血、阴、阳虚损，标实为瘀血、湿热、热毒、寒湿等病理产物为标，瘀血在本病致病中具有重要作用。且消渴患者素体禀赋不足，五脏柔弱，故临证辨治要注意整体辨证与局部辨证相结合。临床中常可看到糖尿病足患者的全身表现与患足局部症状有时并不统一，虽然全身表现为一派虚象，然局部表现却可能为实证，故对扶正药物与祛邪药物的选择有时是同时并用，有时则需根据正邪之轻重而有主次之分，或以驱邪为主，或以扶正为主，或扶正祛邪并重。

二、临床表现

（一）临床表现

1. 糖尿病足的一般临床表现

①皮肤瘙痒，干燥，无汗，毳毛少，颜色变黑伴有色素沉着；肢端发凉，或浮肿或干燥。②肢端感觉异常，包括双足袜套样麻木，以及感觉迟钝或丧失。多数可出现痛觉减退或消失，少数出现患处针刺样、刀割样、烧灼样疼痛，夜间或遇热时加重。常有鸭步行走、间歇性跛行、静息痛等。③肢端肌肉萎缩，肌张力差，易出现韧带损伤，骨质破坏，甚至病理性骨折。④可出现跖骨头下陷、跖趾关节弯曲等足部畸形，形成弓形足、锤状趾、鸡爪趾、沙尔科（Charcot）关节等。⑤肢端动脉搏动减弱或消失，双足皮色青紫，有时血管狭窄处可闻及血管杂音，深浅反射迟钝或消失。⑥肢端皮肤干裂，或形成水泡，足部发红、肿胀、糜烂、溃疡，可出现足坏疽和坏死。

2. 以神经病变为主的糖尿病足部的临床特征

①感觉缺损程度与病变程度不成比例。②胶质层增厚、皲裂和溃疡形成，特别是足底部溃疡形成。③足内肌肉萎缩，足和趾变形。④足部的触觉、痛觉和震动感消失或减退，腱反射消失。⑤足部湿温，可出现静脉充血和水肿。⑥足背动脉搏动存在，无足部缺血的临床表现。

3. 以外周小动脉病变为主的足部缺血性病变的临床特征

①病变局部疼痛明显，为黑色干性坏疽，病变可局限于足趾或足跟，可伴有广泛浅表感染；足温低，足抬高时可出现足部苍白，受压部位可出现青紫。③足部萎缩消瘦，趾甲增厚，毳毛稀少。④外周动脉搏动减弱或消失。⑤外周静脉充盈缓慢，常大于15秒。⑥可出现其他缺

血性病变的临床症状，感觉神经和腱反射轻度减弱或正常。

4. 足部感染的征象

足部感染的征象包括红肿、疼痛和触痛，脓性分泌物渗出、捻发音，或深部窦道等。浅表性感染可表现为趾间真菌感染、甲沟炎和趾甲内陷。足的深部感染可以是趾甲根部感染所致的足背蜂窝织炎，表现为足背广泛性水肿红肿，常与远端的坏疽有关。此处还有足弓深部感染，如有气体或腐败味产生，表明有厌氧菌感染，严重感染可累及趾骨和跖骨，形成骨髓炎。

（二）相关检查

除常规体格检查外，需特别注意足部体征，包括对溃疡面的描述，神经系统、肌肉和血管的检查，有否足畸形、浮肿、软组织感染或骨髓炎等。

1. 神经系统检查

较为简便的方法是采用 10g 尼龙丝检查法。取 1 根特制的 10g 尼龙丝，一头接触于患者的大足趾、足跟和前足底外侧，用手按尼龙丝另一头轻轻施压，使尼龙丝弯曲，患者足底或足趾能感觉到尼龙丝为正常，否则为不正常。不正常者往往并发周围神经病变，为足溃疡高危人群。这种检查方法简单易行，重复性好，花钱花时少，较为实用。

2. 皮肤温度检查

温度觉的测定可分为定性测定和定量测定。定性测定简单，如放杯温热水，将一根细的不锈钢小棍置于水中，取出后置于患者不同部位的皮肤进行检查，与测试者的感觉比较即可。定量测定可以利用皮肤温度测定仪，如将探头置于皮肤即显示温度，准确性和重复性均较好。

3. 血压指数

血压指数 = 踝 / 臂收缩压比值，能够较好地反映下肢血压与血管状态。正常值为 1.0 ~ 1.4。比值 < 0.9 提示有供血不足，0.5 ~ 0.7 为中度

缺血，＜ 0.5 为重度缺血，重度缺血患者容易发生下肢（趾）坏疽。

4. 周围血管检查

足背动脉搏动，通过触诊，叩及足背动脉和（或）胫后动脉搏动了解足部大血管病变，这是简便、传统且具有临床价值的检查方法。动脉搏动消失往往提示患者有严重病变，需要进行密切监测或进一步检查。

5. 糖尿病足溃疡并发感染

常常很难判定足溃疡是否并发感染，是表浅的还是深部组织的以至引起脓肿或骨髓炎。局部感染征象包括红肿、疼痛和触痛，但这些体征可以不明显，尤其在合并神经病变的足。更可靠的感染表现为脓性渗出、捻发音或深部窦道。应用探针探查疑有感染的溃疡，明确是否存在窦道、有无骨髓炎，还可利用探针取溃疡底部的标本进行细菌培养。

（三）其他实验室检查

实验室检查可了解糖尿病控制情况及机体各系统功能改变情况，为全面综合治疗提供参考。常规检查主要包括血常规、尿常规、尿酮体、尿蛋白定性、24 小时尿微量白蛋白、空腹血糖、餐后 2 小时血糖、糖基化血红蛋白、血液流变学、血脂等。

一些特殊检查是对下肢中小动脉、微循环功能及神经功能进行检测，能进一步了解病变的性质，确定部位和程度，主要有下肢血管彩色多普勒超声检查、X 线检查、动脉造影、神经电生理检查、微循环检测、跨皮氧分压、细菌培养加药敏、足部磁共振成像（MRI）、足部同位素扫描等检测方法。

三、诊断与鉴别诊断

（一）临床分类及分级

1. Wagner 分级

糖尿病足溃疡和坏疽的原因主要是神经病变、血管病变和感染。根据病情的严重程度，可进行分级，经典的分级方法为 Wagner 分级法，见表 5-1。

表 5-1 糖尿病足的 Wagner 分级法

分级	临床表现
0 级	有发生足溃疡危险因素存在，但无溃疡
1 级	皮肤表面溃疡，无感染
2 级	较深的溃疡，常合并软组织炎，无脓肿或骨的感染
3 级	深部感染，伴有骨组织病变或脓肿
4 级	局限性坏疽（趾、足跟或前足背）
5 级	全足坏疽

2. Texas 分级分期

近年来，为了更好地评估糖尿病足的分型与判断预后，一些新的诊断和分类标准被提出，较为通用的有美国 Texas 大学糖尿病足分类方法。该分级系统结合了分级和分期，与 Wagner 系统相比，更有描述性，它将足部溃疡由浅入深分为 4 级，并且与感染、缺血等因素相结合。该分类方法对于病变的深度、感觉性神经病、血管病变和感染做了标准化的评估标准。

从 Texas 大学糖尿病足分类方法可以看出，糖尿病足部病变的截肢率随溃疡的深度和分期的严重程度而增加，感染、缺血等因素在病变的进展中起着至关重要的作用。非感染的非缺血性溃疡，随访期间无一截肢。溃疡深及骨组织，截肢率高出 11 倍，感染和缺血并存者的截肢率增加近 90 倍。

3. 糖尿病足的临床分型

根据糖尿病足的局部临床表现，可将其分为湿性坏疽、干性坏疽和混合性坏疽。这种分类方法切合临床实际，具有一定的代表性和可行性，是目前比较常用的分类方法。

（1）湿性坏疽：临床所见的糖尿病足多为此种类型，约占糖尿病足的 3/4。多因肢端循环及微循环障碍所致，常伴有周围神经病变，皮肤损伤感染化脓。局部常有红、肿、热、痛，功能障碍，严重者常伴有全身不适、毒血症或败血症等表现。

①湿性坏疽前期（高危足期）：常见肢端供血正常或不足，局部浮肿，皮肤颜色发绀、麻木，感觉迟钝或丧失，部分患者有疼痛，足背动脉搏动正常或减弱，常不能引起患者的注意。

②湿性坏疽初期：常见皮肤水疱、血泡、烫伤或冻伤、鸡眼或胼胝等引起的皮肤浅表损伤或溃疡，分泌物较少，病灶多发生在足底、足背等部位。

③轻度湿性坏疽：感染波及皮下肌肉组织，或已形成轻度的蜂窝织炎。感染可沿肌肉间隙蔓延扩大，形成窦道，脓性分泌物增多。

④中度湿性坏疽：深部感染进一步加重，蜂窝织炎融合形成大脓腔，肌肉肌腱韧带破坏严重，足部功能障碍，脓性分泌物及坏死组织增多。

⑤重度湿性坏疽：深部感染蔓延扩大，骨与关节破坏，可能形成假关节。

⑥极重度湿性坏疽：足的大部或全部感染化脓、坏死，并常波及踝关节及小腿。

（2）干性坏疽：糖尿病患者的足部干性坏疽较少，仅占足坏疽患者的 1/20。多发生在糖尿病患者肢端动脉及小动脉粥样硬化，血管腔严重狭窄；或动脉血栓形成，致使血管腔阻塞，血流逐渐或骤然中断，但静脉血流仍然畅通，造成局部组织液减少，导致阻塞动脉所供血的远端肢体的相应区域发生干性坏疽。坏疽的程度与血管阻塞部位和程度相关。较小动脉阻塞则坏疽的面积较小，常形成灶性干性坏死；较大动脉阻塞则干性坏疽的面积较大，甚至整个肢端完全坏死。

①干性坏疽前期（高危足期）：常有肢端动脉供血不足，患者怕冷，皮肤温度下降，肢端皮肤干枯，麻木刺疼或感觉丧失。间歇跛行或休息疼，多呈持续性。

②干性坏疽初期：常见皮肤苍白，血疱或水疱、冻伤等浅表干性痂皮。多发生在指趾末端或足跟部。

③轻度干性坏疽：足趾末端或足跟皮肤局灶性干性坏死。

④中度干性坏疽：少数足趾及足跟局部较大块干性坏死，已波及深部组织。

⑤重度干性坏疽：全部足趾或部分足由发绀色逐渐变灰褐色，继而变为黑色坏死，并逐渐与健康皮肤界限清楚。

⑥极重度干性坏疽：足的大部或全部变黑坏死，呈木炭样尸干，部分患者有继发感染时，坏疽与健康组织之间有脓性分泌物。

（3）混合性坏疽：糖尿病患者患混合性坏疽的较干性坏疽多见，约占糖尿病足患者的 1/6。因肢端某一部位动脉阻塞，血流不畅，引起干性坏疽，而另一部分合并感染化脓。

混合性坏疽的特点：混合性坏疽是湿性坏疽和干性坏疽的病灶，同时发生在同一个肢端的不同部位。混合性坏疽患者一般病情较重，溃烂部位较多，面积较大，常涉及大部或全部手足。感染重时可有全身不适，体温及白细胞增高，毒血症或败血症发生。肢端干性坏疽时常并有其他部位血管栓塞，如脑血栓，冠心病等。

4. 其他分类

糖尿病足溃疡还可按照病变性质分为神经性溃疡、神经—缺血性溃疡和混合性溃疡。

（1）神经性溃疡：神经病变在病因上起主要作用，血液循环良好。这种足通常是温暖、麻木和干燥的，痛觉不明显，足背动脉搏动良好。神经病变的足可有两种后果：神经性溃疡（主要发生于足底）和神经性关节病（Charcot 关节）。典型的运动性神经病变的特征是高弓足和跖骨头凸起，压力集中在足前部。无痛性溃疡是周围神经病变的确切的证据。

（2）神经—缺血性溃疡：该类患者同时有周围神经病变和周围血

管病变，足背动脉搏动消失，足部冰凉，可伴有休息时疼痛，足边缘部有溃疡或坏疽。由于神经病变的存在，可以没有间歇性跛行和休息时疼痛的症状。即使有神经病变和足底局部压力增高，也没有足底溃疡，这或许是因为患者没有足够厚的胼胝之故。厚的胼胝形成需要良好的局部血液供应。单纯缺血所致的足溃疡无神经病变，很少见。国内糖尿病足溃疡主要是神经—缺血性溃疡。

（二）临床诊断标准

（1）糖尿病患者并有肢端血管和神经病变，并发感染。

（2）糖尿病患者肢端并有湿性坏疽或干性坏疽的临床表现和体征，并符合 0 ~ 5 级坏疽标准者。

（3）踝 / 臂血压指数，比值 < 0.9 以下者。

（4）超声彩色多普勒检查，肢端血管变细，血流量减少造成缺血或坏疽者。

（5）血管造影证实，血管腔狭窄或阻塞，并有临床表现者。

（6）电生理检查，周围神经传导速度减慢或肌电图，体感诱发电位异常改变者。

（7）X 线检查，骨质疏松脱钙，骨质破坏，骨髓炎或关节病变，手足畸形及夏科氏关节等改变者。

具备前两条，结合后 3 ~ 7 条中的任何 1 条即可确诊。

（三）鉴别诊断

坏疽是组织细胞的死亡，病因上常分为循环性坏疽，如动脉粥样硬化性坏疽、栓塞性坏疽、血栓闭塞性脉管炎，雷诺病等引起的坏疽、神经营养性坏疽，糖尿病性坏疽，损伤及感染性坏疽等。糖尿病性足坏疽单从病理变化及坏疽的性质、程度很难与其他坏疽相区别。尤其是中老年糖尿病患者伴发动脉粥样硬化性坏疽时更难区分。但糖尿病足坏疽患者的血管病变程度严重，病变进展较快，常伴有周围神经病变及感染等。临床常可遇到足部坏疽久不愈合，检查时方发现患有糖尿病。应注意分析坏疽的发生，是伴发病还是并发症，并加以区别。

四、辨证论治

（一）早期辨证论治

1. 气阴两虚，脉络不和

临床表现：神疲乏力，少气懒言，手足心热或五心烦热，手足麻木，感觉迟钝，舌淡暗，脉细或脉细数。局部皮肤色暗，或见皮肤溃口，肉芽色泽暗淡。

治法：益气养血，活血通络。

典型处方：太子参 30g，麦冬 10g，党参 10g，牡丹皮 10g，赤芍 10g，红花 10g，丹参 30g，地龙 10g。每日 1 剂，水煎服。

2. 阳虚血瘀

临床表现：畏寒肢冷，面色苍白，口渴喜热饮，乏力，夜尿频多，大便溏泻，舌淡胖、边有齿痕和瘀斑、舌底静脉曲张、苔薄白，脉沉细。四肢发凉，肿胀喜暖，间歇性跛行，足背颜色苍白，足趾皮色紫黯，跗阳脉搏动减弱或消失。

治法：温经通阳，活血化瘀。

典型处方：干地黄 10g，山药 10g，制附片 6g（先煎），制川乌 6g，细辛 3g，桂枝 8g，当归 12g，赤芍 15g，丹参 30g，水蛭粉 3g（分冲）。每日 1 剂，水煎服。

3. 热毒炽盛

临床表现：发热，咽干，局部皮肤灼热，疼痛，舌红、苔黄腻，脉滑数。

治法：清热解毒消肿。

典型处方：金银花 15g，连翘 15g，蒲公英 15g，防风 6g，乳香 6g，没药 6g，玄参 12g，当归 10g。每日 1 剂，水煎服。

加减：肝胆火盛者，加柴胡 10g，黄芩 10g，栀子 6g，龙胆草 6g；

湿热下注者，加苍术 10g，黄柏 10g，牛膝 15g，生薏苡仁 15g，炒薏苡仁 15g，土茯苓 15g。

（二）中期辨证论治

1. 气血亏虚，湿毒内蕴

临床表现：神疲乏力，面色苍黄，气短懒言，口渴欲饮，舌淡胖，苔薄白，脉细无力。患肢疼痛明显，局部红肿，间歇性跛行，或见疮口脓汁清稀较多，经久不愈，趺阳脉搏动减弱或消失。

治法：益气养血，清化湿毒。

典型处方：生黄芪 30g，当归 10g，党参 15g，土茯苓 15g，土贝母 15g，黄柏 10g，生薏苡仁 30g，天花粉 10g，皂角刺 10g。每日 1 剂，水煎服。

2. 热毒炽盛，胃肠结热

临床表现：发热，口渴，便秘，尿黄浊，舌红或绛、苔黄厚或黄腻，脉滑数或弦数。患肢皮肤色泽暗红、灼热、伴肿胀疼痛，趺阳脉搏动消失，足端紫红，皮肤起水疱，重者足趾发黑，脓液黄稠，甚则溃烂。

治法：清热解毒，通腑泄热。

典型处方：金银花 15g，连翘 15g，土茯苓 15g，蒲公英 15g，黄柏 10g，白芷 6g，大黄 6g（后下），败酱草 15g，天花粉 15g。每日 1 剂，水煎服。

3. 阳气亏虚，脉络闭阻

临床表现：畏寒肢冷，腰膝怕冷，四末不温，夜尿频多，溃口色淡白，肉芽色淡暗，或足趾干黑，趺阳脉搏动减弱或消失，舌淡暗、苔薄白或白腻，脉沉细。

治法：温通阳气，化瘀通脉。

典型处方：制附片 6g（先煎），鹿角片 6g，川牛膝 15g，川乌 6g，细辛 3g，丹参 30g，地龙 10g，穿山甲（现用皂角刺替代）10g。

每日 1 剂，水煎服。

（三）晚期辨证论治

1. 肝肾阴虚，痰瘀互阻

临床表现：腰膝酸痛，双目干涩，耳鸣耳聋，手足心热或五心烦热，肌肤甲错，口唇舌暗，或紫暗有瘀斑、舌瘦苔腻，脉沉弦。局部见病变已伤及骨质、筋脉。溃口色暗，肉色暗红，久不收口。

治法：调补肝肾，活血化瘀祛痰。

典型处方：熟地黄 15g，山药 15g，山茱萸 15g，黄精 10g，枸杞子 10g，三七粉 3g（冲），水蛭粉 3g（冲），鹿角片 10g，地龙 10g，穿山甲（现用皂角刺替代）10g。每日 1 剂，水煎服。

2. 脾肾阳虚，经脉不通

临床表现：腰膝酸软，畏寒肢冷，耳鸣耳聋，大便溏，肌瘦乏力，肌肤甲错，舌淡暗，脉沉细涩。局部见病变已伤及骨质、筋脉，下肢发凉，皮温下降，溃口色暗，久不收口，趺阳脉搏动减弱或消失。

治法：调补脾肾，活血通脉。

典型处方：狗脊 15g，川续断 10g，杜仲 10g，制附片 6g（先煎），鹿角片 6g，肉桂 6g，熟地黄 12g，乳香 6g，没药 6g，地龙 10g，水蛭粉 3g（冲），虻虫 10g，穿山甲（现用皂角刺替代）10g。每日 1 剂，水煎服。

3. 气血阴阳俱虚，痰瘀湿毒互阻

临床表现：神疲乏力，面色苍黄，四末不温，不耐寒热，消瘦乏力，或五心烦热，肌肤甲错，局部皮色暗淡，久不收口，舌暗淡有瘀点或瘀斑、苔白腻或黄腻，脉沉细无力。

治法：补益气血阴阳，化痰祛瘀，解毒祛湿。

典型处方：生黄芪 30g，当归 12g，熟地黄 10g，鹿角胶 10g（烊化），山茱萸 10g，狗脊 15g，川续断 12g，制附片 6g（先煎），地龙 10g，穿山甲（现用皂角刺替代）10g，水蛭粉 3g（冲），虻虫 10g。每日 1 剂，水煎服。

（四）其他治疗

1. 中药外治法

外用中药治疗糖尿病足未溃期，可以减少糖尿病足进一步发展；已溃期结合西医学的各种治疗方法，适时开放疮口，充分引流，可以有效控制病情发展；愈合期可以加速足部疮口的愈合，明显降低截肢率。

（1）外敷法：局部红肿热痛，外用金黄膏或青黛膏外敷；腐烂发黑坏趾，外用红油膏、九一丹。另有冲和膏、蚓黄散也各有适应证。

冲和膏：荆芥 150g，独活 50g，赤芍 60g，白芷 30g，菖蒲 45g。共研细末备用。用热酒或麻油调敷，每日 1 次。疏风温经，散寒活血，生肌消肿。适用于患肢发凉、麻木、破溃，气虚阴寒血瘀者。

蚓黄散：地龙 30g，血竭 10g，黄柏 60g。共研细末备用。用温水调敷，每日 1 次。清热降火，破血祛腐生肌。适用于患肢麻木、疼痛，足部破溃，疮面色暗、腐肉较多，脓汁黏稠、有臭味，湿热壅盛者。

（2）中药浸泡熏洗法：

①清化湿毒法：适用于脓水多、臭秽重、引流通畅者。药入土茯苓、马齿苋、苦参、明矾、黄连、重楼等，煎汤，待温浸泡患足。

②温通经脉法：适用于肾阳亏虚、寒邪阻络者。药如桂枝、细辛、红花、苍术、土茯苓、黄柏、百部、苦参、毛冬青、忍冬藤等，煎水浸泡。

③清热解毒、活血化瘀法：药用大黄、毛冬青、枯矾、马勃、元明粉等，煎汤泡足。

④温经活血方：桂枝 15g，红花 15g，透骨草 10g，鸡血藤 20g，乳香 10g，没药 10g，花椒 15g。将以上药装入布袋内，加水 1000mL 煎汤，待药液温度适宜时（温度不宜过高）淋洗，浸泡患足，每日 2 次，每次 30 ~ 50 分钟。本方适用于糖尿病足病变未溃者。

⑤解毒洗药：牡丹皮 15g，蒲公英 50g，苦参 15g，黄柏 15g，白芷

10g，大黄 20g。将上药装入布袋，加水 1000mL 煎汤，待药液温度适宜时，淋洗，浸泡患足。每日 2 次，每次 30 分钟，本方适用于糖尿病足病变已溃者。

（3）箍围法：应用中药散剂或膏剂，在伤口周围涂抹，达到清热解毒、控制炎症、限制创面发展的作用。大黄 30g，蒲公英 30g，生石膏 30g，土茯苓 30g，明矾 30g。共研末，过 200 目，以水调成糊状，在伤口箍围。可清热解毒祛湿。适用于糖尿病足感染、分泌物较多者，能够明显局限伤口红肿趋势，降低抗生素使用率，降低医疗费用。

（4）去腐生肌法：若疮面腐肉难脱，创口内予九一丹薄撒疮面，外盖红油膏纱布以提脓去腐；腐脱新生时，用生肌散薄撒疮面，外盖白玉膏。

（5）敷贴法：敷贴法是将药物敷贴在创口表面的一种方法。

（6）局部清创：局部坏死组织的清除对控制感染、促进愈合十分重要，但不合理的清创反会导致创面扩大，加重病情。若感染部位较大、较深，并且沿皮下组织或筋膜迅速扩散，此时在静脉应用足量有效广谱抗生素的同时，应尽早清创，切开引流减张，严重者可以多处切开减压，防止周围组织的进一步坏死。并且要保持患肢的下垂姿势，以充分引流。除此之外，不宜过分采用清创手术，以防止坏疽蔓延扩大。对趾或趾间有溃疡或坏疽者，清创前应分开各趾，避免渗液或脓汁浸渍邻近组织；对湿性坏疽或界限尚不清者，宜采用少量、多次清坏死组织的蚕食清创法。

2. 针灸治疗

取穴：足三里、阳陵泉、委中、三阴交、昆仑、太溪及血海等。也可取耳穴：交感、肾、皮质下、心、肺、肝及脾等。针灸有助于改善患肢血液循环和感觉，恢复运动功能，达到通经活络、调理全身之目的。

（五）足溃疡的预防与护理

对糖尿病患者足溃疡预防的重要性已得到许多国家的重视，有效控制血糖，加上正确有效的足部护理，能够帮助患者提高生活质量，减少医疗开支。所以糖尿病患者一旦确诊，均应进行糖尿病足危险因素筛查，并坚持每年进行一次全面检查，了解有无神经病变、血管疾病和肌肉骨骼病变等，注意询问患者有无吸烟、高血压、高胆固醇、血糖控制不良，有无足部疾患、胼胝或溃疡形成等，对有糖尿病足危险因素的患者每年应多检查几次，或在门诊就诊时常规进行足部检查，并积极治疗，去除危险因素，加强教育，必要时安排专家诊治。

1. 加强患者教育

糖尿病足是糖尿病的并发症之一，发病率高，致残致死率高，所有糖尿病患者均应接受足部护理，以及如何预防糖尿病足的教育，包括增强糖尿病足预防意识，识别感觉缺损和血循环不良，避免足部损伤，掌握足部伤口护理的方法，戒烟等。如在第一时间发现压痛点、水泡、麻木、局部红肿等，应及早去医院就诊。加强全身营养，提高机体的抵抗力，增加组织营养，改善肢端血液循环，适当运动。

2. 积极预防足外伤

减少受伤和感染因素是预防足溃疡发生的根本措施，积极预防足外伤应从日常生活中每一件与脚有关的事情做起。要注意预防足外伤、烫伤和冻伤，经常检查肢端是否有危险因素，如有无裂伤、蚊虫咬伤、红肿、变色、水泡，鞋内有无破损、皱褶、裂缝、露出的钉子，如有这些情况应弃置不用。

3. 加强足部皮肤护理

①每晚用温水（不超过 40.0℃）和中性香皂洗双脚，糖尿病患者下肢血液循环差，肢体感觉减退，家人应辅助测试水温或用温度计测温，以免引起烫伤。要用柔软的吸水性强的毛巾轻轻擦干，特别是足趾缝间要避免擦破，以防发生微小的皮肤损伤。②细心护理足部皮肤，防止干燥、开裂，保持清洁。③修剪趾甲不可过短，以免损伤皮肤。④避免光着脚走路。⑤禁用刺激性消毒药水如碘酒等，必要时可用龙

胆紫外搽；预防足部霉菌感染。

4. 鞋袜的选择

鞋子要合脚，可以是运动鞋，也可以是特制的模型鞋，或有加厚鞋垫或趾部加大、加长的鞋，长度以大一指为宜，便于空气流通。鞋子要符合脚的外形。买鞋时两脚要分别试穿，避免穿过紧、前面开口或露出脚趾的鞋，避免穿高跟鞋。再合适的鞋也不要连续穿 5 个小时，应轮流穿鞋，使脚的受力重新分配，减少微小损伤，穿鞋前要检查鞋内有无异物。袜子不可过紧，以免影响血流，应选择吸湿性好、对皮肤刺激小、光滑柔软的棉质袜。

5. 足部溃疡护理

足部一旦受伤，应尽快就诊。就诊前可用中性肥皂液清洗干净，盖上一层消毒敷料，不可贴胶布，不可自行剔除异物或进行小手术等，以免加重损伤。注意检查伤口有无感染，必要时请外科医生会诊，确定是否切开引流或脚趾切除。有坏死组织应进行清创，以减少感染，促进伤口愈合。

五、治验病案举例

病案 1

陈某，男，70 岁。初诊时间：2010 年 5 月 16 日。

病史：1975 年发现并诊断为 1 型糖尿病，一直用胰岛素控制血糖，血糖、血脂、体重基本正常，但口渴多饮，手足心热等。1996 年 1 月开始出现手足麻木，怕冷，逐渐双足小趾紫暗并有间歇性跛行。

刻下症：舌暗有裂纹、苔黄，脉沉细涩。双足皮肤色暗、发凉，双足小趾紫暗但未破溃，双足背动脉搏动减弱。空腹血糖 7.6mmol/L，餐后 2 小时血糖 10.6mmol/L，下肢体位试验（+）。

西医诊断：1 型糖尿病。

中医诊断：糖尿病小趾坏疽。

辨证：阴伤化热，瘀阻寒凝。

治法：内以养阴清热，化瘀通络；外以温通散寒。

内服方：细生地 30g，玄参 30g，黄柏 10g，牛膝 30g，木瓜 30g，丹参 30g，莪术 10g，三七粉 3g（冲服）。水煎，每日 1 剂，分 2 次服。

外洗方：川乌 30g，草乌 30g，伸筋草 30g，芒硝 30g，苏木 30g。水煎外洗，每日 1 剂，熏洗 3 次。

继续用胰岛素控制血糖，带药回原籍治疗。

2010 年 10 月 28 日复诊：内服及外用药各用 12 剂后，口渴多饮、手足心热等症减轻，双足小趾紫暗部分脱厚皮一层，但无破溃。继续内服及外洗 10 剂后，双小趾又脱厚皮一层，紫黑部分全部消失，双小趾呈嫩红色，此后间歇性跛行、手足麻木、怕冷等症均明显好转。自己停用外洗药。坚持内服药共 45 剂，双小足趾皮色完全恢复正常，间歇性跛行消失，双足背动脉搏动增强。超声多普勒检查示：左、右足背动脉内径分别为 0.18cm 和 0.20cm，左、右足背动脉血流量分别为 6.48mL/min 和 8.46mL/min，嘱坚持用胰岛素控制血糖，间断服用中药，以防其他并发症发生。

按：此患者虽然早已用胰岛素，但血糖控制不甚理想，血管和神经病变仍不断发展并出现间歇性跛行，遂致足小趾变黑。此例患者属阴伤化热，耗灼营血，瘀阻脉络，肌肤筋脉失养，遂致气血瘀阻，外受寒邪所伤，而呈阴虚化热、瘀阻受寒之证。在继续用胰岛素控制血糖的基础上，内服生地黄、玄参大补阴液，黄柏清热，牛膝、木瓜通经活络，丹参、莪术、三七粉、血竭粉、水蛭粉活血通经；外以川乌、草乌温经散寒，伸筋草、芒硝、苏木通经活络，终使患者得到康复。

病案 2

张某，男，75 岁。初诊时间：2004 年 7 月 30 日。

病史：2 型糖尿病病史 8 年。

刻下症：双足疼痛不适 20 余天。外院 B 超检查显示无下肢血管病变。

曾静脉点滴前列腺素地尔 5 天，疼痛症状无明显改善。畏寒，纳食尚可，眠可，大便可。舌黯淡、苔白，脉沉。双足皮肤未见破溃，肤温降低，双足发凉，足部皮肤变薄、毛发稀疏、皮色紫褐，可见多处色素沉着，足背动脉搏动略弱。

西医诊断：2 型糖尿病，糖尿病足 0 级。

中医诊断：消渴病足早期。

辨证：肝肾亏虚，瘀血阻络。

处方：狗脊 10g，川续断 10g，川牛膝 30g，地骨皮 30g，赤芍 20g，白芍 20g，丹参 20g，牡丹皮 20g，炒栀子 10g，蜈蚣 3 条，土鳖虫 10g，忍冬藤 30。7 剂，水煎服，日 1 剂。

外洗方：炙川乌 30g，炙草乌 30g，追地风 30g，伸筋草 30。7 剂，水煎，外洗。

2004 年 8 月 27 日复诊：药后效显。泡脚后 1 小时双足疼痛明显改善。仍觉疲乏，舌苔薄黄腻，脉细数。

上方去地骨皮，加太子参 30g。7 剂，水煎服。外洗方继续应用，巩固疗效，同前方用药。

按：患者糖尿病病史 8 年，出现足部疼痛，根据吕仁和教授消渴病足病分期，尚在消渴病足早期，此期应当积极治疗，阻止病情继续发展。在控制血糖、血脂、体重等情况下，中药口服和外洗均有良好效果。本例患者畏寒明显，足部皮肤紫褐，皮肤温度下降、发凉，疼痛明显，趺阳脉搏动减弱，舌黯淡。辨为肾气亏虚，失于温煦，行血无力，瘀血阻络，不通则痛，故首用狗脊、续断、川牛膝三药补肾温经通阳，重用丹参、牡丹皮、蜈蚣、土鳖虫等活血通络搜剔之品，重在化瘀通络止痛。消渴病肝肾阴虚为本，故加用大量芍药以柔肝养肝，缓解止痛。外洗方重用炙川乌、炙草乌等大辛大热之品，佐以伸筋草、追地风通经活络，缓解足部失于温煦、络脉不通的症状，故应手而效。

第六章

糖尿病脑血管病辨证治疗

糖尿病脑血管病早期可以表现为脑动脉硬化，一旦急性发作，则为急性脑血管病，中医称之为"中风病"，失于治疗，则可能遗留下半身偏瘫、失语、痴呆等一系列后遗症。在发病的不同阶段，存在着不同的病机，所以吕仁和教授治疗该病重视辨证论治，认为必须在分期的基础上进行辨证论治。吕仁和教授不仅重视分阶段分析病机，又非常重视辨明证候的标本虚实。急性期阴虚证多，后遗症期气虚证多，恢复期兼而有之。实证以瘀血、气郁贯穿始终，初期多痰热、胃肠结热，晚期多痰湿。提示脑血管病急性期当重视养阴、清热化痰、行气通腑，后遗症期应将益气固本、温化痰湿、活血化瘀贯穿始终。此外，积极采用中药外治、理疗、针灸等综合措施也可直接影响糖尿病脑血管病的预后。

糖尿病脑血管病，是由糖尿病继发的脑血管病变，多发生于50岁以上人群，男性多于女性，以缺血性病变多见，尤以多发性腔隙性脑梗死多见。发生在椎-基底动脉系统供应区的梗死灶较多，其中以丘脑、脑干、小脑梗死居多。患者可表现为眩晕、呕吐、共济失调、呆傻等。糖尿病脑血管意外的发生率高于非糖尿病人群。一项对北京、上海、天津、重庆四地10家医院1991—2000年住院的3469例2型糖尿病患者的并发症及相关大血管疾病进行统计，结果显示，糖尿病并发脑血管病达到17.3%。糖尿病脑血管病易反复发作，即使加强预防，复发率也在20%以上，复发者死亡率可以增至两倍以上。糖尿病脑血管病具有病死率高、致残率高、复发率高、病情康复慢的特点，严重影响了患者的生活质量，给社会和家庭带来了沉重负担。

糖尿病脑血管病，吕仁和教授称之为"消渴病脑病"，是消渴病发展到后期出现的脑系病变，初期可表现为头痛、头晕等，急性发作则可表现为"中风"。中国古代医籍中相关论述很多，作为消渴病并发症，本病归于"消瘅"范畴。《黄帝内经》认为，其病缘于"五脏柔弱"，是"甘肥贵人则膏粱之疾"。金元时期李杲的《兰室秘藏》认为，消渴病患者有"上下齿皆麻，舌根强硬、肿痛，四肢痿弱……喜怒健忘"等糖尿病脑血管病的表现。明代戴思恭的《证治要诀·消瘅》更是指出："三消久之，精血既亏，或目无所见或手足偏废，如风疾。"这些皆为糖尿病脑血管病的相关论述。

一、病因病机

糖尿病脑血管病的病因主要为消渴病阴虚燥热日久，伤阴耗气。加之劳倦内伤，忧思恼怒，嗜食肥甘厚味，变生痰瘀。痰热内蕴，风痰瘀血，上犯清窍，神气闭阻所致。消渴病日久气阴两虚，气虚运血无力，气虚运化无力，变生痰瘀阻于脑脉，窍络窒塞，气血不相接续，神机失用；或夹风动肝，风痰瘀血，上犯清窍，闭脑而卒中；或痰瘀蕴积日久酿生浊毒，毒损脑络，神机失用。总之，消渴病脑病属消渴病并发症，病位在清窍之脑，涉及肝、肾、心、脾诸脏；病性多为本虚标实，上盛下虚；基本病机为阴阳气血俱虚，痰湿郁阻或风痰瘀血而致气血逆乱，上犯于脑，脑脉痹阻，神机失用。

二、临床表现

糖尿病脑血管病一般见于脑动脉硬化、急性脑血管病、慢性糖尿病性脑病和大脑功能紊乱（糖尿病低血糖症）四种情况。

（一）脑动脉硬化

脑动脉硬化是指脑动脉粥样硬化、小动脉硬化、玻璃样变等脑动脉管壁变性引起的非急性、弥漫性脑组织改变和神经功能障碍，是糖尿病慢性脑病的较早期表现，发病为非糖尿病者的 3 倍，临床表现有广泛的脑损害症状。

1. 神经衰弱综合征

临床表现为头痛头晕，健忘，注意力不集中，情绪容易激动且不易控制，睡眠增多或减少，记忆力逐渐减退，神经系统可无阳性体征。

2. 脑动脉硬化性痴呆

此为糖尿病脑部广泛的微血管病变引起的皮质下动脉硬化性脑病和多灶梗死性痴呆，临床表现为性格改变，思维贫乏，情感淡漠，主动性减退，沉默寡言，定向障碍，常出现抑郁状态，少数出现幻觉、妄想等精神症状，痴呆呈阶梯性进程。可伴有偏侧肢体力弱、共济失调、感觉障碍、偏盲、帕金森病、脑神经麻痹、周围神经炎、自主神经症状等。

3. 假性延髓性麻痹

微血管病变累及两侧皮质延髓束出现上运动神经元性延髓麻痹时，临床表现为构音障碍，饮水呛咳，下颌反射亢进，掌颌反射阳性，唯咽反射存在，若累及基底动脉，可出现帕金森病。

（二）急性脑血管病

随着胰岛素及抗生素的广泛应用，患者因糖尿病急性代谢性昏迷和感染而死亡者显著减少，威胁糖尿病患者生命的主要是心、脑、肾等并发症，尤其是大血管病变有明显增高趋势。有资料显示，包括我国在内的东方人，脑血管并发症发病率明显高于西方人，脑血管病变已成为糖尿病患者的主要致残、致死原因。急性脑血管病多发生于 2 型糖尿病患者，以脑梗死多见，为非糖尿病患者的两倍以上；脑出血为非糖尿病患者的半数以下，以多发性中小或腔隙性脑梗死为特征。发生在椎—基底动脉系统供应区的梗死灶较多，其中以丘脑、脑干及小脑的梗死居多，临床常见多次反复发生轻度脑卒中或可见完全无卒中发作而出现假性延髓性麻痹或痴呆者。脑梗死随年龄增加和病程延长而增加，发病前可多次反复发作TIA，合并高血压、血脂异常、冠心病患者多见，血糖明显升高者易诱发非酮症高渗性昏迷或酮症酸中毒。

1. 症状性脑梗死

（1）颈内动脉系统动脉硬化性脑梗死：大脑中动脉及其深穿支（供应大脑半球额、顶、颞叶外侧）最易受累。引起对侧偏身运动障碍，以面部和上肢为重，偏身感觉障碍及同向偏盲，双眼常向病灶侧凝视。优势半球受累会出现运动性失语，非优势半球受累会出现失用症。

（2）椎 - 基底动脉系统动脉硬化性脑梗死：表现为眩晕，眼球震颤，复视，同向偏盲，皮质性失明，构音障碍，眼肌麻痹，吞咽障碍，肢体共济失调，交叉性瘫痪或感觉障碍，甚至四肢瘫痪及意识障碍。

（3）腔隙性脑梗死：表现为纯感觉性卒中、纯运动性偏瘫、共济失调性轻偏瘫、构音不全、一手笨拙综合征及感觉运动性卒中等，无意识障碍。

2. 无症状性脑梗死

有脑梗死的影响学特征，但无脑梗死发生病史和病理体征，因病灶小而不出现临床症状。糖尿病无症状性脑梗死的发生率较非糖尿病者明显增高，占糖尿病患者的40%左右。

3. 脑出血

发病率较非糖尿病患者低，临床报道较少。

（1）多在动态下急性起病。

（2）突发出现局灶性神经功能缺损症状，常伴有头痛、呕吐，可伴血压增高、意识障碍和脑膜刺激征。

（三）慢性糖尿病性脑病

以认知功能障碍为主要表现，对语言理解、记忆恢复、抽象推理和复杂的精神运动等智能测试均可有障碍，但智商测试可正常，常见精神异常，出现抑郁、焦虑状态或神经衰弱证候群。

（四）大脑功能紊乱

主要表现为思维障碍以及心悸、出汗、手抖等交感神经兴奋症状，严重者可有谵语、抽搐、哭闹、定向力、识别力丧失等精神症状，甚至昏迷。血糖下降较快时可出现大脑皮质抑制和交感神经兴奋症状，下降较慢、历时较久则影响皮质下中枢、基底节、下丘脑、中脑及脑干。

三、诊断与鉴别诊断

（一）脑动脉硬化

1. 诊断要点

①初发高级神经活动不稳定症状和（或）进行性的脑弥漫损害症状。②有全身性动脉硬化的旁征（眼底动脉硬化、冠状动脉硬化）。③局限性神经系统阳性体征（如掌颌反射阳性等）。④血糖增高和（或）血清胆固醇增高。⑤ TCD 显示脑动脉硬化征象；MRI 可有双侧侧脑室前后角周围白质及半卵圆中心不规则的、基本对称的点片状异常信号影，可伴脑室轻度扩大。

2. 鉴别诊断

①严重抑郁患者可出现反应缓慢或迟钝。②进展缓慢的颅内占位病变和颅内高压表现为进行性反应迟钝。③甲状腺功能低下、维生素B 族缺乏、严重贫血等所致的智能改变。

（二）急性脑血管病

1. 诊断要点

（1）脑梗死：①可有前驱的短暂脑缺血发作史。②多在安静休息时发病。③临床症状短时间内逐渐加重。④多意识清醒，而偏瘫、失语等局灶性神经功能缺失较明显。⑤发病年龄较高。⑥有糖尿病病史。

⑦常用脑动脉硬化和其他器官的动脉硬化。⑧脑脊液清晰，压力不高。⑨CT示脑皮质或基底节区片状或点状低密度影。

（2）脑出血：①多在情绪激动、用力、血压骤升的情况下发病。②有头痛、血压升高。③意识障碍重而局灶症状较轻。④脑脊液血性，压力增高。⑤血肿在CT显示高密度影。

2. 鉴别诊断

（1）脑卒中"反应性高血糖"与糖尿病脑血管病变存在差异。

（2）颅内占位性病变，通过颅脑CT检查等可以鉴别。

（3）颅脑外伤，有外伤史。

3. 慢性糖尿病性脑病

慢性糖尿病性脑病患者临床症状较隐匿，易被忽略，精神检查及IQ测试可以判断脑功能受损及其程度。

4. 大脑功能紊乱

发作性意识障碍及交感神经兴奋症状，或抽搐发作，或突发的精神症状；发作时血糖低，低于2.8mmol/L；补充葡萄糖后症状得以纠正。

四、辨证论治

糖尿病性脑血管病早期可表现为脑动脉硬化，一旦急性发作，则为急性脑血管病，中医称之为"中风"，失于治疗会遗留下半身偏瘫、失语、痴呆等一系列后遗症。发病阶段不同，病机不同。吕仁和教授强调，治疗该病必须在分期的基础上辨证论治，要重视分阶段分析病机，重视明辨证候的标本虚实。

虚证以阴虚、气虚、肝虚、肾虚、脾虚证候出现率高。急性期阴虚证多，后遗症期气虚证多，恢复期兼而有之。实证以瘀血、气郁贯穿始终，初期多痰热、胃肠结热，晚期多痰湿。急性期应重视养阴，清热化痰，行气通腑；后遗症期则益气固本、温化痰湿、活血化瘀应贯穿始终。

治疗上，吕仁和教授主张采用中药内服为主，与外治、理疗、针灸等相结合进行综合调治，针对包括糖尿病性脑血管病在内的糖尿病多种血管神经并发症，提出了益气养阴、活血通络、化痰散结的治则，除重视活血通络外，尤重视平衡气机，调气多从肝着手。因脾胃乃气机升降的枢纽，故常用调中理气法，药用四逆散加减。兼风邪上扰，清窍不利，症见头晕目眩，加钩藤、蝉衣息风定惊；兼风痰上扰，眩晕、呕吐痰涎者，加天麻、陈皮、半夏、茯苓等息风化痰。

（一）分期辨证论治

糖尿病脑血管病的典型表现为中风。吕仁和教授主张分期辨证论治，分为中风先兆期、急性期、恢复期和后遗症期，急性期又分为中经络和中脏腑。

1. 中风先兆期

1）肝阳上亢

临床表现：平素头晕耳鸣，口干咽燥，失眠多梦，急躁易怒，突然眩晕或发作性偏身麻木或一过性偏身瘫痪，短暂性言语謇涩，舌红少苔，脉弦数或弦细数。

治法：平肝潜阳，息风通络。

方药：天麻钩藤饮加减。

典型处方：天麻 10g，钩藤 15g，怀牛膝 15g，杜仲 15g，桑寄生 15g，石决明 20g。

临床应用：阴虚者加白芍 15g，生地黄 15g，以滋阴潜阳；肝火偏旺者加栀子 10g，牡丹皮 10g；失眠者加龙齿 15g，生龙骨 15g，生牡蛎 15g。

2）痰湿内阻

临床表现：平素头重如蒙，胸闷，恶心，食少多寐，突然出现阵发性眩晕，发作性偏身麻木无力，舌苔白腻，脉濡缓。

治法：宽胸祛湿，化痰通络。

方药：半夏白术天麻汤加减。

典型处方：半夏 10g，白术 15g，天麻 10g，茯苓 15g，陈皮 10g，甘草 5g。

临床应用：眩晕较重、呕吐频作者加赭石 15g，旋覆花 10g，胆南星 6g，以除痰降逆；出现短暂性语言謇涩者加菖蒲 10g，郁金 15g；痰盛者加全瓜蒌 15g。

3）气虚血瘀

临床表现：平素头晕，气短懒言，失眠多梦，急躁易怒，突然出现短暂性语言謇涩，发作性偏身麻木无力，舌苔白，脉细涩。

治法：益气活血，化瘀通络。

方药：补阳还五汤加减。

典型处方：黄芪 15g，当归尾 10g，赤芍 15g，地龙 10g，川芎 12g，桃仁 10g，红花 10g。

临床应用：气虚甚者加党参 15g，茯苓 15g；瘀血明显者加三棱 10g，莪术 10g。

4）肾虚精亏

临床表现：平素精神萎靡，腰膝酸软，头晕耳鸣，突然眩晕或发作性偏身麻木或短暂性言语謇涩，舌红少苔，脉细弱。

治法：补肾益精通络。

方药：河车大造丸加减。

典型处方：党参 15g，茯苓 15g，熟地黄 20g，天冬 10g，麦冬 10g，龟甲 15g，杜仲 15g，怀牛膝 15g，黄柏 10g，紫河车粉 3g（冲）。

临床应用：眩晕明显者加夏枯草 15g，川芎 10g；腰膝酸软者加川续断 15g，桑寄生 12g。

2. 中风急性期中经络

1）风痰阻络

临床表现：半身不遂，口眼㖞斜，舌强语謇，肢体麻木或手足拘急，头晕目眩，舌苔腻，脉弦滑。

治法：化痰息风。

方药：导痰汤合牵正散。

典型处方：制半夏 10g，陈皮 10g，枳实 10g，茯苓 10g，甘草 6g，制南星 10g，白附子 10g，僵蚕 10g，全蝎 10g。

临床应用：苔黄腻、脉滑数，加天竺黄 10g；语言謇涩，加远志 6g，石菖蒲 10g，木蝴蝶 10g。

2）痰热腑实

临床表现：突然半身不遂，口眼㖞斜，语言謇涩，形体壮实，便秘腹胀，口干口苦，小便黄，苔黄干，脉沉弦。

治法：清热攻下，平肝息风。

方药：三化汤加味。

典型处方：熟大黄 10g，枳实 10g，厚朴 12g，羌活 10g。

临床应用：头痛、面赤者加怀牛膝 15g，赭石 15g，白芍 10g；发热、口渴者加黄芩 10g，栀子 10g，牡丹皮 10g；偏瘫、失语者加白附子 10g，地龙 10g，僵蚕 10g，全蝎 10g。

3）气虚血瘀

临床表现：半身不遂，肢体麻木或痿软，神疲乏力，气短懒言，语言謇涩，头晕头痛，舌淡嫩，脉弱而涩。

治法：补气行瘀。

方药：补阳还五汤加减。

典型处方：石菖蒲 10g，鸡血藤 15g，白附子 10g，僵蚕 10g 等；吐痰流涎，加制半夏 10g，石菖蒲 10g，制南星 10g，远志 6g。

4）阴虚风动

临床表现：半身不遂，肢体麻木，舌强语謇，眩晕耳鸣，心烦失眠，手足拘急或蠕动，舌红、苔少或光剥，脉细弦。

治法：滋阴息风。

方药：大定风珠加减。

典型处方：干地黄 15g，白芍 10g，麦冬 10g，五味子 6g，甘草 6g，龟甲 15g，生牡蛎 15g，鳖甲 15g，鸡子黄 1 枚。

临床应用：头痛、面赤者加怀牛膝 15g，赭石 15g；口㖞、偏瘫者加白附片 10g，地龙 10g；语言謇涩者加远志 6g，石菖蒲 10g，僵蚕 10g。

3. 中风急性期中脏腑

1）风阳暴亢

临床表现：猝然剧烈头痛，眩晕，呕吐，肢体瘫痪，震颤或见抽搐，烦躁不安，面部潮红，或见昏迷，舌红、舌体震颤、苔黄，脉弦劲。

治法：潜阳息风。

方药：镇肝熄风汤。

典型处方：龟甲 15g，玄参 10g，天冬 10g，白芍 15g，甘草 6g，龙骨 10g，牡蛎 15g，怀牛膝 10g，赭石 15g，川楝子 10g，麦芽 10g，茵陈 12g。

临床应用：夹痰热者加天竺黄 10g，竹沥 6g，川贝母 10g；烦躁不宁者加栀子 10g，黄芩 10g，珍珠母 15g；头痛甚者，加石决明 15g，夏枯草 12g；便秘者加大黄 6g。

2）痰火闭窍

临床表现：突然昏仆，不省人事，两手握固，牙关紧闭，面赤息粗，舌红，苔黄腻，脉弦滑数。

治法：清热涤痰开窍。

方药：导痰汤送服至宝丹或安宫牛黄丸。

典型处方：制半夏 10g，陈皮 10g，枳实 10g，茯苓 12g，甘草 6g，制南星 10g。

临床应用：抽搐强直者加山羊角 15g，珍珠母 15g，僵蚕 10g，全蝎 10g；便秘者加大黄 6g，芒硝 3g，瓜蒌 15g；热象明显者加黄芩

10g，栀子 10g，龙胆草 10g。

3）风痰蒙窍

临床表现：突然昏仆，肢体瘫痪，鼾睡痰鸣，或见抽搐，苔白腻，脉弦滑。

治法：搜风祛痰开窍。

方药：涤痰汤合苏合香丸。

典型处方：制半夏 10g，陈皮 10g，茯苓 15g，竹茹 10g，枳实 10g，甘草 6g，生姜 3 片，大枣 2 枚，制南星 10g，石菖蒲 10g，人参 10g。

临床应用：苔黄腻、脉滑数者加天竺黄 10g，鲜竹沥 15mL。

4）元阳亡脱

临床表现：中风后突然面色苍白，四肢厥冷，冷汗淋漓，气短息弱，精神恍惚，舌淡，脉微或浮大无根。

治法：温阳固脱。

方药：参附汤。

典型处方：人参 15g，炮附子 10g，生姜 3 枚，大枣 5 枚。

临床应用：汗出不止者加山茱萸 6g，黄芪 12g，煅龙骨 15g，煅牡蛎 15g；有瘀血者加桃仁 10g，红花 10g 等。

4. 中风后遗症

1）风痰阻络证

临床表现：肢体萎软无力，半身不遂，或口眼㖞斜，头目眩晕，咳吐泡沫痰涎，舌淡胖、苔白腻，脉濡。

治法：祛风化痰，和营通络。

方药：半夏白术天麻汤。

典型处方：半夏 10g，白术 15g，天麻 10g，茯苓 15g，陈皮 10g，甘草 5g。

临床应用：关节不利者加全蝎 10g，僵蚕 10g；半身不遂者加黄芪

12g，地龙 10g，鸡血藤 15g；痰多胸闷者加制南星 10g，青皮 6g，枳实 10g，白芥子 10g。

2）气虚血瘀证

临床表现：肢体瘫痪，肌肤甲错，面色不荣，少气懒言，神疲乏力，唇甲色淡，舌质淡或暗，脉细涩。

治法：益气活血。

方药：补阳还五汤。

典型处方：黄芪 15g，当归尾 10g，赤芍 15g，地龙 10g，川芎 12g，桃仁 10g，红花 10g。

临床应用：肢体麻木者，加蜈蚣 2g，全蝎 10g；气虚甚者，加人参 10g，山药 15g，黄精 10g；瘀血甚者，加三棱 10g，莪术 10g，乳香 10g，没药 10g。

3）肝肾阴虚证

临床表现：半身不遂，肢体僵硬，腰膝酸软，眩晕，咽干耳鸣，遗精或遗尿，或妇女月经不调，甚至步履全废，腿胫大肉渐脱，舌红绛、少苔，脉细数。

治法：补益肝肾，舒筋活络。

方药：壮骨丸。

典型处方：狗骨 15g，干姜 6g，陈皮 10g，白芍 12g，锁阳 10g，熟地黄 12g，龟甲 15g，知母 10g，黄柏 10g。

临床应用：久病气虚者，加人参 10g，黄芪 12g；阴虚甚者，加女贞子 10g，何首乌 12g，黄精 10g，枸杞子 10g；肌肉瘦削者，加阿胶 10g，白术 10g，黄芪 15g，人参 10g。

4）气血两虚证

临床表现：半身不遂，肢体痿软无力，面色萎黄不华，心悸怔忡，舌淡，脉弱。

治法：补益气血。

方药：圣愈汤。

典型处方：当归 12g，川芎 10g，熟地黄 15g，白芍 12g，党参 15g，黄芪 15g。

临床应用：筋脉不舒者加牛膝 12g，鸡血藤 15g；心悸怔忡者加阿胶 10g，远志 6g，酸枣仁 15g。

（二）其他治疗

1. 针灸治疗

（1）体针治疗：取内关、神门、三阴交、天柱、尺泽、委中等穴。语謇加金津、玉液放血；口喝流涎，配颊车透地仓、下关透迎香；上肢取肩髃、曲池、外关、合谷；下肢加环跳、阳陵泉、足三里、昆仑；血压高加内庭、太冲。

（2）耳针疗法：取皮质下、脑点、心、肝、肾、神门及瘫痪相应部位，每次 3～5 穴，中等刺激，每次 15～20 分钟。

（3）头针疗法：取对侧运动区为主。

（4）穴位注射疗法：当归液、丹参液、参附液、10% 葡萄糖液等，肩髎、曲池、合谷、手三里、环跳、阳陵泉、髀关、解溪等，轮流选用，每穴注射 1～2mL。

2. 推拿疗法

上肢取大椎、肩髎、臂臑、曲池、手三里、大陵、合谷，下肢取命门、阳关、居髎、环跳、阴市、阳陵泉、足三里、委中、承山、昆仑。用推、拿、按、搓、摇等手法。

五、治验病案举例

李某，女，43 岁。初诊时间：2002 年 3 月 26 日。

主因口渴近 10 年，伴半身不遂、神志恍惚、语言謇涩 3 周来诊。患者发现糖尿病近 10 年，并有高血压病、冠心病、脑梗死病史，已住院 3 次。长期服用西药磺胺类、双胍类降糖药和降压药，血糖、血压控制非常差。颅脑 CT 示：多发腔隙性脑梗死。再次收住院。

刻下症：半身不遂，神志恍惚，时清时昧，语言不能，低热，喉中有痰声，大便数日未行，小便自遗。形体偏胖，颜面潮红，舌暗红、苔厚黄腻，脉弦滑略数。

西医诊断：冠心病，高血压病，糖尿病。

中医诊断：糖尿病脑血管病。

中医辨证：阴虚阳亢，痰热腑实，清窍不利。

治疗：养阴潜阳，化痰清热，通腑开窍。

处方：瓜蒌 18g，胆南星 12g，生地黄 25g，沙参 15g，玄参 25g，丹参 15g，葛根 25g，生大黄 12g，玉竹 15g，豨莶草 25g，桑枝 25g，全蝎 6g，地龙 12g，水蛭 12g，土鳖虫 9g，蝉衣 9g，僵蚕 9g，鲜竹沥水 90mL（另兑），羚羊角粉 3g（冲服），3 剂。配合静脉点滴醒脑静、吡拉西坦等，西药对症治疗抗感染，调整降压药用量，并改用皮下注射胰岛素控制血糖。

2002 年 3 月 29 日二诊：服药 2 剂后大便 1 次，后畅泄，精神状态明显好转，对答切题，但语言謇涩，效不更方。

2002 年 4 月 12 日三诊：药后大便通畅，神志清楚，能正确对答，肢体症状明显好转，可自行散步。原方去羚羊角粉，停鲜竹沥水，生大黄改熟大黄，加鸡血藤 30g，木瓜 15g，继用。

2002 年 4 月 16 日四诊：患者因情绪波动突然出现意识障碍，喃喃自语，反复重复一句话，目光呆滞，答非所问，舌暗红、苔腻略黄，急予安宫牛黄丸 1 丸，并配合静脉点滴醒脑静等，又治疗 1 月余，病情逐渐被控制，精神和肢体症状基本消失，语言略欠流利、多语，建议出院。

1 年后来门诊开药，病情平稳，唯因未能良好控制饮食，血糖仍欠满意。

按：糖尿病急性脑血管病属中风之类，一般认为是在消渴病的基础上，风痰瘀血痹阻脑络所致。临床可表现为头晕、肢体麻木、痴呆等，因症状常不典型，故往往容易忽视。其实，症状不典型并不意味着病情不严重，必须重视。因糖尿病性脑血管病是在糖尿病的基础上形成的，常表现为多发性腔隙性梗死，病情不仅比较复杂，治疗也较普通脑血管病困难。本例患者即为多发性腔隙性梗死，症状较典型，但发病3周后才住院，已属失治，并继发肺部感染。

　　吕仁和教授采用分期辨证方法，认为其仍属中风急性期，存在阴虚阳亢，痰热腑实，清窍不利，故治疗以养阴潜阳、化痰清热、通腑开窍的星蒌承气汤为基础方，加生地黄、沙参、玄参等育阴增液；加丹参、葛根、地龙、水蛭、土鳖虫等活血化瘀通络。其中，桑枝最能舒筋活络，善走肢体；全蝎最能搜风通络，善走舌络，皆为吕仁和教授临床常用之品。治疗过程中因情绪波动病情出现反复，使脑血管病加重，故急投安宫牛黄丸等使病情归于平复，此实属不易，从另一方面证实了吕仁和教授治病重视调整气机。

第七章

糖尿病勃起功能障碍辨证治疗

　　糖尿病勃起功能障碍，即中医学"消渴病阳痿"。吕仁和教授治疗本病重视分型辨证。肾阳不足者，治以温补肾阳，常用右归丸加减；心脾两虚者，治以补益心脾，常用归脾汤加减；湿热下注者，治以清热利湿，常用龙胆泻肝汤加减；肝郁气滞者，治以疏肝理气，兼以活血，常用四逆散加减。临床擅用九香虫、刺猬皮、蜈蚣等兴阳通络药物。其他还有中药外治法、药膳疗法、针灸治疗以及穴位注射、按摩推拿等，治疗糖尿病阳痿也有疗效。

　　糖尿病勃起功能障碍是因代谢异常，导致男性阴茎不能勃起，或阴茎勃起不满意，不能进行性生活为特征的疾病，亦称为勃起功能不全。国内有报告显示，308例勃起功能障碍患者中，糖尿病为病因者36例，占11.7%。勃起功能障碍是糖尿病常见而多发的并发症。勃起功能障碍属中医学"阳痿""阴痿""筋痿""阴器不用""宗筋弛纵"等范畴，糖尿病勃起功能障碍即消渴病继发的"阳痿"，多因消渴病日久肾虚，络脉血瘀，宗筋失养所致。

一、病因病机

　　中医学认为，肝主筋，足厥阴肝经绕阴器而行；肾藏精，主生殖，开窍于二阴；脾之经筋皆聚于阴器。宗筋作强有赖于肝、肾、脾精血之濡养。心乃君主之官，情欲萌动，阳事之举，必赖心火先动。肾虚精亏，真阳衰微，则宗筋无以作强。肝失疏泄，气机阻滞，血不达宗筋，则宗筋不聚。脾失运化，气血生化乏源，则宗筋失养。忧虑伤心，心血暗耗，则心难行君主之令，导致阴茎痿软不举。故勃起功能障碍之病位在宗筋，病变脏腑主要在肝、脾、肾、心。基本病机为肝、肾、心、脾受损，经脉空虚，或经络阻滞，导致宗筋失养而发病。

二、临床表现

糖尿病勃起功能障碍患者除具有糖尿病的相关临床症状外，可见性欲减退或消失，阴茎勃起无力或完全不能勃起，有的患者有明显的早泄现象。男女均可致不育。有的可伴头晕、乏力、纳减等症。

三、诊断与鉴别诊断

（一）诊断

本病的诊断并不困难，约有 80% 的勃起功能障碍患者就诊前有明显的糖尿病诊断，20% 的患者特别是年轻患者往往以性功能减弱或勃起功能不全就诊时才被诊断为糖尿病。有确切的糖尿病诊断，患者就诊时主诉阴茎不能满意勃起或勃起不满意以至于不能进行正常性交，即可诊断为糖尿病性勃起功能障碍。

（二）鉴别诊断

诊断的难点在于判断除其他原因所致的勃起功能障碍的可能，应详细询问有无夜间勃起存在，夜间勃起存在与否基本上可以对功能性或器质性原因做出鉴别。

一般来说，精神性勃起功能障碍往往与某一次精神神经创伤有关，常以突然发病为特点，问诊时应注意外科手术、创伤或服用某些药物引起的勃起功能障碍，也可以突然发病。器质性勃起功能障碍多起病缓慢，勃起功能障碍程度逐渐加重直至功能完全丧失。

精神性勃起功能障碍患者主诉中往往存在某些情况下可勃起，而另一种情况下又不能勃起，如手淫或色情联想时会勃起，而性交时却不能勃起，器质性原因所致的勃起功能障碍表现为无论任何情况下都不能勃起。

精神性勃起功能障碍在睡眠中或初醒时常有勃起存在，器质性勃起功能障碍则没有此现象。

四、辨证论治

（一）分型辨证

1. 肾阳不足

临床特点：阳痿阴冷，精薄精冷，头晕耳鸣，面色白，精神萎靡，腰膝酸软，畏寒肢冷，短气乏力，舌淡胖润或有齿痕，脉沉细尺弱。

治法：温补肾阳。

方药：右归丸加减。

典型处方：鹿角胶10g，附子6g，肉桂6g，熟地黄12g，菟丝子10g，当归12g，杜仲10g，山药15g，山茱萸10g，枸杞子10g。

2. 心脾两虚

临床特点：阳痿不举，精神不振，心悸气短，乏力自汗，形瘦神疲，夜寐不安，胃纳不佳，面色不华，舌质淡，脉沉细。

治法：补益心脾。

方药：归脾汤加减。

典型处方：黄芪15g，白术10g，茯神12g，龙眼肉12g，人参10g，木香10g，当归12g，远志12g，甘草6g，酸枣仁10g。

3. 湿热下注

临床特点：阳痿茎软，阴囊潮湿、臊臭或痒痛，下肢酸困，小便短赤，舌苔黄腻，脉濡数。

治法：清热利湿。

方药：龙胆泻肝汤加减。

典型处方：龙胆草6g，黄芩10g，栀子10g，泽泻10g，车前子10g，当归10g，柴胡10g，生地黄15g，薏苡仁30g，甘草6g。

4. 肝郁气滞

临床特点：阳痿失用，情志抑郁或易激动，失眠多梦，腰膝酸软，舌暗苔白，脉沉弦细。

治法：疏肝理气，兼以活血。

方药：四逆散加减。

典型处方：柴胡10g，枳实10g，枳壳10g，当归10g，白芍12g，蜈蚣2条，甘草6g，佛手12g，刺猬皮9g。

临床上针对糖尿病并发症普遍存在血瘀等病机，吕仁和教授常随方加九香虫、刺猬皮、蜈蚣等兴阳通络药物。

（二）其他治疗

可选用敷贴、针灸、推拿及药膳食疗。

五、治验病案举例

杨某，男，40岁。初诊时间：2017年11月28日。

主诉：阳痿3年余。既往有糖尿病史。3年前出现性功能障碍。近期因工作劳累，性功能下降明显，前来就诊。

刻下症：阴茎勃而不坚，怕热，活动后汗出，易疲劳，时而心烦，眠可，纳可，大便调，易腹泻，小便伴泡沫。舌暗红、苔腻，脉滑数。

西医诊断：阳痿。

中医诊断：糖尿病性阳痿。

中医辨证：肾虚，络脉瘀结。

治疗：补肾填精，活血通络。

处方：狗脊10g，川续断10g，川牛膝20g，生薏苡仁30g，龟甲20g，巴戟天10g，鹿角片10g，刺猬皮10g，蜈蚣2条，太子参20g。14剂，水煎服。

2017年12月12日二诊：服上方后，性功能改善明显，现怕热，汗出多，腰易酸困，纳眠可，二便调。舌红、苔白腻，脉滑数。

仍予原方，加减治疗两月余，性功能较前改善，但汗出明显，平素怕热，后脊受凉后时而疼痛，时而神疲乏力，大便稀，调整处方，配合四妙散加减。

处方：狗脊 10g，川续断 10g，川牛膝 30g，猪苓 30g，茯苓 30g，黄柏 10g，炒苍术 10g，炒白术 10g，巴戟天 10g，淫羊藿 30g，生薏苡仁 30g。14 剂，水煎服。

坚持用药月余，其后体力改善，性功能明显好转，病情长期稳定。

按：糖尿病性阳痿与普通阳痿相比，除了均常见肾虚外，因继发于疑难病，久病入络，常有脉络瘀结的病机。所以治疗上除补肾外，尤其要重视活血通络。吕仁和教授临床常用刺猬皮、蜈蚣等就是通络之意。兼肝郁者，常用四逆散加减；兼湿热者，常用四妙丸加减。该例患者复诊表现为怕热，汗出多，腰酸困，汗出明显，平素怕热，后脊背受凉后时而疼痛，时而神疲乏力，且大便稀溏，结合之前的舌红、苔白腻、脉滑数，提示存在脾肾两虚兼湿热下注，故配合四妙散，补肾两补，湿热两除，缓慢取效。

第八章

糖尿病性胃肠病辨证治疗

糖尿病性胃肠病变包括糖尿病性胃轻瘫和糖尿病性肠病便秘、腹泻等，属于消渴病继发的"痞满""便秘""泄泻"等。吕仁和教授认为，其发病是脾的升清、运化、温运功能失常和胃的通降功能失常，尤其是胃肠通降作用失调所致。临床诊疗可分为早、中、晚三期，每期又进一步分为早、中、晚三度，主张在明确分期的基础上辨证论治。早期辨证包括肝气郁滞、肝犯脾土，痰湿内阻、肝气犯胃，肝胃郁热三证。中期辨证包括脾胃虚弱、痰浊内阻证，气阴亏虚、寒热错杂证，胃阴不足、瘀血内停证三证。晚期辨证包括气血亏虚、运化失常证，津液枯竭、瘀热内阻证，脾肾阳虚、命门火衰三证。临床需针对主症，在分期的基础上明确辨证，选方用药。

糖尿病性胃轻瘫是糖尿病常见并发症，指胃动力障碍，排空延迟，但不伴有机械性梗阻的一组综合征。临床主要表现为恶心、呕吐、上腹饱胀、嗳气、上腹痛、体重下降、胃潴留，或因不消化的固体食物排空障碍形成胃石等。胃轻瘫不仅因消化道症状影响患者的生活质量，还可影响口服药物的吸收，而且由于进食后食物排空延长，使注射的胰岛素剂量及时间与之不相匹配，往往会给糖尿病的治疗带来困难。

糖尿病性胃肠病可归于"消渴病"兼"胃缓""痞满"等范畴。汉代张仲景就认识到消渴病常见大便干而小便数，金元名医张洁古更认识到消渴病继发中满，可用七味白术散治疗。喻嘉言的《医门法律》和孙一奎的《赤水玄珠》也都认识到消渴病久病，失治误治，可导致"不能食者必传中满鼓胀"，与糖尿病逐渐发生胃轻瘫有类似表现。糖尿病性肠病相当于中医学消渴病继发的"便秘""腹泻"等，与普通的便秘、泄泻相比，多虚证，或虚实夹杂，单纯实证少见。

一、病因病机

吕仁和教授认为，本病的发生处于消渴病消瘅期，是按照虚、损、劳、衰发展的一种病变。《素问·奇病论》指出："帝曰：有病口甘者，病名为何？何以得之？岐伯曰：此五气之溢也，名为脾瘅。夫五味入口，藏于胃，脾为之行其精气，津液在脾，故令人口甘也；此肥美之所发也，此人必数食甘美而多肥也。"吕仁和教授认为，脾瘅即脾热。脾瘅由于"津液在脾"，因而"五气之溢"，出现"口甘"。脾瘅的病因是嗜食甘美厚味，使人肥胖，即"肥美之所发"，饮食过盛导致脾瘅的发生。脾转输五谷之气能力下降，津液停滞在脾，脾运受伤是脾瘅期的始动因素。《灵枢·本脏》曰："脾脆则善。病消瘅易伤。"《古今图书医部全录·渴门》注曰："肥甘厚味令人内热，甘味属土，主于留中，津液不能输布于五脏，而独留在脾。脾气上溢，发为口甘，内热不清，转为消渴。"提示素体脾虚，过嗜肥甘，饮食不节，损伤脾胃，脾气虚弱，运化无力，导致气滞食积，可以发生消渴病以致消瘅之类。而脾气虚弱，失于运化，可以认为是引起糖尿病胃轻瘫的基本病机。《千金翼方·十六卷》云："食不消，食即气满，小便数起，胃痹也……痹者，闭也，疲也。"一为闭塞不通，二为疲惫不仁。总之，糖尿病胃肠病变的基本病机以消渴病日久阴损耗气，致中气虚弱、脾胃升降失调为主，脾气虚弱、运化无力为本，气滞、血瘀、湿阻、痰浊、食积、湿热等引起胃失和降为标，为虚实夹杂之证。

二、临床表现

（一）糖尿病性胃轻瘫

1. 症状与体征

临床可见吞咽困难、烧心、胃胀、恶心、呕吐，常伴体重下降和早饱。胃部有震水音，听诊蠕动波减弱或消失。

2. 辅助检查

（1）影像学检查（钡餐造影、胃B超检查、核素法）示胃排空延迟。

（2）胃镜检查可有胃黏膜萎缩、蠕动减慢。

（二）糖尿病性肠病

1. 临床症状

糖尿病神经病变60%存在便秘，但也常与腹泻交替出现。胆囊结石或动脉硬化造成肠缺血及胸神经根病变者，可表现为上腹部疼痛。

2. 辅助检查

大便常规检查、培养阴性；消化道钡餐示小肠吸收不良与蠕动减弱；纤维结肠镜示黏膜充血水肿。

三、诊断与鉴别诊断

（一）糖尿病性胃轻瘫

1. 诊断标准

糖尿病病史加进食后胃胀或恶心呕吐，体检胃部有震水音，听诊蠕动波减弱或消失，辅助检查示胃动力障碍。

2. 鉴别诊断

糖尿病胃功能紊乱临床表现与慢性胃炎、胃溃疡易混淆，明确糖尿病病史与相关辅助检查可资鉴别。

（二）糖尿病性肠病

1. 诊断标准

糖尿病病史加上排便异常，辅助检查排出其他肠道病变，抗生素治疗无效。

2. 鉴别诊断

糖尿病性肠病的临床表现与十二指肠溃疡、结肠炎等消化系统疾病相似，鉴别重点在于糖尿病病史以及辅助检查所见等。

四、辨证论治

吕仁和教授根据中医的整体观，将糖尿病胃肠自主神经病变作为一个系统进行论治，认为糖尿病胃肠神经病是在多种病机的作用下，导致"脾升胃降功能"异常所致，即脾的升清、运化、温运功能失常和胃的通降功能失常，其中胃的通降作用包括小肠将食物残渣下输于大肠及大肠传化糟粕的功能。《素问·灵兰秘典论》指出："脾胃者，仓廪之官，五味出焉；小肠者，受盛之官，化物出焉；大肠者，传导之官，变化出焉。"其对消化系统功能的论述系统全面。吕仁和教授基于《黄帝内经》所论，在总结古人经验的基础上，结合多年的临床实践，对糖尿病自主神经病变按虚、损、劳、衰分为虚损、虚劳、虚衰三期，又根据个体和病情发展的差异，每期又分轻、中、重三度，形成了独具特色的诊疗技术。

（一）早期

该期常具有消化道疾病的一般症状或消化不良，食欲不振或亢进，体重减轻、乏力等。本期患者的主要表现为糖尿病症状，而消化道症状常被忽视。长期轻度患者辨证多以肝气郁滞为主，随着疾病的发展进入中度，肝气克伐脾土，脾气受困，运化失司，导致水湿不化，痰湿内生，阻滞气机，早期重度患者因久病气郁化火，湿蕴而生热，出现肝胃郁热，脾胃升降功能受到影响，从而出现一系列临床症状。

1. 肝气郁滞

主症：胸胁胀满，时而叹息或烦躁易怒，脘腹不舒，痞塞满闷，食欲不振，舌红、苔薄白，脉弦。

治法：疏肝理气和胃。

方药：四逆散加减（柴胡、枳实、赤白芍、牡丹皮、甘草、香附、乌药、夏枯草、香橼、佛手等）。如表现为腹泻为主，可选用痛泻要方泻肝实脾。

2. 肝犯脾土，痰湿内阻

主症：胸脘痞塞，满闷不舒，食欲不振，恶心欲吐，身重倦怠，大便不爽，舌淡红、苔腻滑，脉滑。

治法：顺气宽中，祛湿化痰。

方药：平陈汤加减（陈皮、姜半夏、茯苓、枳实、白术、砂仁、厚朴、香橼、砂仁等）。

3. 肝气犯胃，肝胃郁热

主症：口干口苦，多食易饥，胃脘灼热，泛酸嘈杂，便干溲赤，舌红、苔黄，脉弦或数。

治法：疏肝清热和胃。

方药：舒郁清解汤加减（柴胡、枳壳、赤芍、牡丹皮、白芍、茵陈、炒栀子、大黄、枳实、瓦楞子、白及粉等），大便通畅者可不用大黄。

（二）中期

该期多表现为食欲减退，腹胀满、呃逆、嗳气，长期习惯性便秘或突然原因不明的腹泻，或腹泻与便秘交替进行。患者在表现为糖尿病症状的基础上，消化道症状较前加重。病机演变一般由单纯的标实转化为虚实夹杂证。轻度者随病情的进展可由最初的肝犯脾土、脾胃运化失常发展为脾胃虚弱、痰浊内阻，中度患者虚损继续进展，出现气阴亏虚、寒热错杂证，重度患者则气阴不足，继续发展伤及阴血，以津血同源，胃阴不足常兼有瘀血内停之证。

1. 脾胃虚弱，痰浊内阻

主症：面色微黄，肢倦乏力，食欲减退，脘腹膜胀，喜呃逆，大便次数增多，舌质淡、苔白，脉细弱。

治法：健脾益胃，降逆止呃。

方药：旋覆代赭汤加减（旋覆花、代赭石、太子参、半夏、甘草、大枣、茯苓、白术、苏梗、陈皮等）。

2. 气阴亏虚，寒热错杂

主症：倦怠乏力，口干、口苦，食欲减退，胃脘痞硬，干噫食臭，心烦便秘，舌红、苔薄黄，脉弦。

治法：益气养阴，辛开苦降。

方药：泻心汤加减（党参、生地黄、黄芩、黄连、半夏、干姜、大枣、甘草、炒栀子、赤芍、牡丹皮等）。

3. 胃阴不足，瘀血内停

主症：口燥咽干，食欲减退，不欲饮食，胃痛隐隐，痛有定处，时而干呕，大便干结，舌红有瘀斑，少津，脉细涩。

治法：益胃养阴，凉血活血。

方药：麦冬和丹参饮加减（沙参、麦冬、半夏、粳米、生地黄、赤白芍、甘草、牡丹皮、丹参等）。

（三）晚期

该期临床表现为纳差甚至拒食，常伴见恶心、呕吐、呕血等，腹胀如鼓，腹泻停止，便秘加重甚至转为便闭，精神萎靡不振，少言，表情淡漠。本期患者主要表现为消化道症状和全身虚损症状。病机演变转化为以本虚（气、血、阴、阳亏虚）为主，兼有标实之证，提示已进入胃肠功能衰竭期，预后不良。该期轻度患者辨证多气血亏虚，进展到中度阶段多表现为津液枯竭，晚期重度患者辨证多为脾肾阳虚。不同阶段，证候特点不同，所以具体选方用药方案有别。

1. 气血亏虚，运化失常

主症：精神差，面色无华，周身倦怠乏力，心悸气短，食欲减退，腹胀，大便燥结或软，多日不解，或虽有便意，常虚坐努责，舌淡嫩、苔薄，脉虚弱无力。

治法：益气养血，健脾和胃，润肠通便。

方药：当归补血汤和润肠丸加减（生黄芪、当归、太子参、白术、山药、陈皮、火麻仁、桃仁、红花、枳壳、白芍、甘草）。

2. 津液枯竭，瘀热内阻

主症：精神萎靡，形体消瘦，口干咽燥，五心烦热，食欲减退，常伴干呕，腹胀，大便干结难解，舌体瘦小、舌质红、少苔或有裂纹，脉弦细。

治法：养阴生津，散瘀清热。

方药：生脉饮合增液承气汤加减（玄参、麦冬、生地黄、太子参、五味子、熟大黄、枳实、知母、石膏、川牛膝、牡丹皮、赤芍）。

3. 脾肾阳虚，命门火衰

主症：精神差，面色白，形寒肢冷，食后腹胀满，腰膝酸冷，大便次数增多，便质稀溏，五更泻，或大便排出困难，舌淡苔白，脉沉细。

治法：温补脾肾。

方药：便秘多选济川煎加减（升麻、当归、肉桂、肉苁蓉、川牛膝、桔梗、制首乌等）。腹泻者多选四神丸合诃子散（补骨脂、吴茱萸、五味子、肉豆蔻、诃子、干姜、附子、山药、茯苓等），腹泻不止者可用罂粟壳10g，单煎服下，1～2日腹泻可止。

（四）其他治疗

糖尿病胃肠功能紊乱针灸有较好的疗效，也可配合按摩推拿疗法。

主穴：中脘、内关、胃俞、足三里、公孙。

配穴：脾胃虚弱配脾俞、章门，饮食积滞配下脘、内庭，胃阴不足配三阴交、太溪，肝郁气滞配肝俞、太冲，痰湿内阻配丰隆、膻中，便秘者配大肠俞、天枢、支沟、承山，腹泻者配脾俞、肾俞。

每次选两组（3～4穴），平补平泻，得气后留针30分钟左右，但应注意无菌操作，以预防感染。

五、治验病案举例

病案

石某，女，61岁，辽宁丹东市人。

因多饮、多食、多尿16年，胸闷气短、腹胀两年，加重1个月就诊。患者自述1980年出现多饮、多尿、多食症状，查血糖升高（具体值不详），诊断为糖尿病，先后服用格列齐特、格列吡嗪等药，血糖控制不佳。1998年开始应用胰岛素诺和灵30R，早26U，晚18U，血糖控制尚可。2004年无明显诱因出现胸闷气短，腹胀腿肿，手足麻木，1个月前加重。

刻下症：胸闷气短，心悸头晕，腹胀甚，左上臂胀痛，腰腿沉重，四肢麻木不适，下肢浮肿，口干口渴，夜寐不安，小便略黄，大便干。舌暗胖、舌苔薄黄，脉沉细。

既往病史：冠心病10年，脑栓塞3年，胆囊炎2年，家族史无特殊。

检查：体温36.5℃，血压180/100mmHg，心率78次/分，呼吸18次/分。尿常规：潜血（+++），尿糖（+++），红细胞10～15/HP，血肌酐205μmol/L，尿素氮8.6mmol/L。近期空腹血糖多在12～13mmol/L。

中医诊断：糖尿病肾病，冠心病，胃肠病变，多种并发症。

中医辨证：气阴两虚，气滞血瘀，水湿内停。

治法：益气养阴，行气活血，利水解毒。

方药：香苏散合生脉饮加减。

处方：苏梗10g，香橼10g，佛手10g，太子参30g，麦冬10g，五味子10g，车前子30g（包），桑白皮30g，泽泻30g，泽兰30g，猪苓

30g，丹参 30g，川芎 15g，葛根 10g。每日 1 剂，水煎服。嘱适当运动，避免劳累。

二诊：药后胸闷气短、腹胀腹痛明显缓解。仍手脚麻木、关节痛，小便尚可，大便仍干。舌淡胖、苔薄白，脉沉滑数。

上方加威灵仙 10g，羌活 10g，黄芩 10g，枳壳 10g，枳实 10g。每日 1 剂，水煎服。

其后长期服药，原方加用大黄等，药后腹满、大便不通等胃肠道症状消失，肾功能长期稳定。

按：糖尿病发展到晚期常表现为心、脑、肾、胃、肠多脏器病变同时存在，治疗需综合考虑，整体认识疾病，并采用综合治疗措施。根据《黄帝内经》"上下交病治其中"的思想，吕仁和教授特别重视疏利气机，调和中焦，临床常用《局方》香苏散加味。此案即消瘅期多种并发症同在，以胸闷气短症状较突出，故吕仁和教授配合益气养阴、养心复脉的生脉散，加用车前子、桑白皮、泽泻、泽兰、猪苓、丹参、川芎等泻肺利水、活血通脉的药物，以利于改善冠心病心功能，充分体现了中医"心胃同治""心肝同治""心肺同治""气血水同治"的治疗思路。

第九章

糖尿病神经源性膀胱
辨证治疗

糖尿病神经源性膀胱属中医学消渴病癃闭。吕仁和教授根据糖尿病病程及尿动力学检查结果，主张将本病分为早期（代偿阶段）、中期（失代偿阶段）和晚期（终末阶段）。临床上基于"六对论治"精神，强调分期辨证，分型辨证治疗。分期辨证：早期（肝肾阴虚、气机郁滞）治以疏利气机，滋补肝肾，用四逆散加味；中期（中气下陷、脾肾两虚）治以补中益气，健脾益肾，用补中益气汤加减；晚期（肾元受损、气化无权）治以温补肾元，助阳化气，用济生肾气丸加味。分型辨证论治：肾气不足治以补肾培元，通阳化气，方用济生肾气丸加减；脾气不足治以健脾益气，通阳助运，方用补中益气汤合春泽汤加减；肝气郁滞治以疏肝理气，通利下焦，方用四逆散加味；湿热壅结，治以清热利湿，通利膀胱，方用四妙丸合八正散加减。辨证选用中药汤剂的同时，配合针灸和中药外敷等。

糖尿病神经源性膀胱表现为膀胱平滑肌麻痹，排尿功能异常，以致尿潴留或尿失禁，属中医学消渴病继发的"癃闭"等。糖尿病神经源性膀胱是糖尿病常见的慢性并发症之一，发病率为40%～80%，主要原因是糖尿病神经病变即交感和副交感神经受损。副交感神经受损，可引起膀胱收缩力减弱；交感神经受损可影响膀胱三角肌和膀胱内括约肌，增加排尿阻力，导致患者排尿功能异常。本病以膀胱感觉损伤、膀胱容量增加、逼尿肌收缩减退、残余尿量增加为特点，起病隐匿。早期无明显症状，偶尔生气或着急时出现排尿间隔延长，常见胸胁满闷，口苦咽干。中期会出现逼尿肌受累，尿流变弱，排尿费力，排尿时间延长，多次排尿后仍余沥不尽，残余尿为 20 ～ 1000mL 不等。晚期可出现尿潴留、反流性肾盂积液，以及因残余尿引流不畅导致的尿路感染，日久会引起肾衰竭。本病如果早期能够明确诊断并积极治疗，部分患者可呈可逆性变化。若进展到晚期出现肾功能损害时，病情则难以控制。

一、病因病机

中医学认为，糖尿病神经源性膀胱乃消渴病日久耗气伤阴，损及阳气，命门火衰，不能气化，膀胱气化无权，导致小便排出困难，即所谓"无阳则阴无以生，无阴则阳无以化"；亦认为是在肾气亏虚、命门火衰的基础上，因外感六淫、内伤七情、饮食不节、房劳过度等诱发肺、脾、肾、三焦功能失常而发生本病。

吕仁和教授认为，本病病名应为消渴病癃闭，是消渴病治不得法，肝肾亏虚、心脾受伤、经脉失养所致。正如《灵枢·五变》所说："五脏皆柔弱者，善病消瘅……血脉不行，转而为热。"疾病早期，内热伤阴耗气，肝肾亏虚，气机阻滞，表现为排尿间隔时间延长；中期肝肾亏虚，心脾俱伤，中气下陷，影响膀胱气化，表现为尿流变细，流速减慢，排尿费力，排尿时间延长，尿有余沥；晚期则在中期的基础上，肾元受损，久病致衰，膀胱气化无权，表现为尿频、点滴而下，继则闭而不通，成为癃闭，甚则酿生湿热，下注膀胱，灼伤血络，表现为尿痛、尿血，病情不解，久则转为关格。本病以肝、脾、心、肾诸脏气受损，膀胱气化不利，三焦功能失常为主要病机，气滞、湿热、血瘀等实邪亦参与其中，导致疾病不断进展。

二、临床表现

糖尿病患者出现的排尿异常，可有尿急、尿频、溢出性尿失禁，遗尿，排尿困难、膀胱排空不全、尿潴留和尿痛等。

三、诊断与鉴别诊断

（一）诊断

糖尿病神经源性膀胱表现为膀胱平滑肌麻痹，排尿功能异常，以致尿潴留或溢出性尿失禁。开始常因膀胱感觉损伤引起排尿习惯改变，排尿减少，夜尿次数减少，严重者每日排尿 1 ~ 2 次，晨尿量大，尿流变缓，有排尿不尽和淋漓现象，最终尿潴留及溢出性尿失禁，B超检查膀胱残余尿有利于诊断。

（二）鉴别诊断

糖尿病神经源性膀胱应与前列腺增生相鉴别，直肠肛门指诊和B超检查有助于确诊。

四、辨证论治

吕仁和教授重视气机郁滞病机在疾病进展中的作用，十分强调患者与医生互动，一方面认真听取患者在治疗过程中的体验和感受，注意将患者报告的有益经验积累起来；另一方面不仅指导患者规范治疗，而且教授患者如何调畅情志，纾解郁结，坚定治疗信心。"三自如意表"中的"三自"就是自查、自找、自调，教会患者自我监测糖尿病及其并发症，查找监测指标的异常因素，让患者自我调整，使指标达标，达到"如意"的目的。吕仁和教授吸取古代八段锦、太极拳和医学体育疗法，编制了"十八段锦"，通过全身各部分轻缓而有力度的活动，达到健身防病。其中第二段（两手托天理三焦）、第七段（拳打丹田益肾气）、第十三段（双手按腹补元气）、第十四段（双手攀足固肾腰）均对糖尿病神经源性膀胱有调护作用。在这样的治疗理念指导下，经过整体调治，患者血糖波动减少，并发症进展减慢，病情逐渐平稳，为进一步控制病情、促进疾病向好的方面转化奠定了基础。

"六对论治"是吕仁和教授在长期诊治疾病的实践中逐渐形成的常用的 6 种论治方法，包括对症治疗、对症辨证论治、对症辨病与辨证论治相结合、对病论治、对病辨证论治、对病分期辨证论治，临床可根据患者特点，灵活选择一种或几种方法进行治疗。

　　根据糖尿病病程和尿动力学检查结果，糖尿病神经源性膀胱可分为早期（代偿阶段）、中期（失代偿阶段）和晚期（终末阶段）。代偿期患者因缺乏自身感觉，没有尿路症状，故常不易发现；随着病情发展至失代偿阶段，患者易发生尿潴留、尿失禁和尿意消失，且有不同程度的尿路感染和肾功能损害。根据不同时期的临床表现，以及脏腑正气虚损的不同，可采用分期辨证方法进行治疗。

（一）分期辨证

1. 早期（肝肾阴虚，气机郁滞）

临床特点：腰腿沉重、酸软，疲乏无力，急躁易怒，胸胁满闷，口苦咽干，大便秘结，小便不畅。舌红、苔黄，脉弦。

治法：疏利气机，滋补肝肾。

方药：四逆散加味。

典型处方：生地黄 30g，川牛膝 15g，狗脊 15g，柴胡 10g，赤芍 20g，白芍 20g，枳壳 10g，枳实 10g，香附 6g，乌药 6g，荔枝核 10g，橘核 10g，生甘草 6g。

2. 中期（中气下陷，脾肾两虚）

临床特点：小腹坠胀，大便不畅，尿频不尽，常有余沥，神疲乏力，四肢沉重，腰腿酸软，少气懒言。舌体胖、舌质淡、苔薄白，脉细无力。

治法：补中益气，健脾益肾。

方药：补中益气汤加减。

典型处方：黄芪 30g，炒白术 10g，太子参 30g，当归 10g，陈皮 10g，沉香 5g，升麻 6g，柴胡 10g，川续断 10g，枸杞子 15g，全虫 10g，木瓜 15g，蜈蚣 5g。

3. 晚期（肾元受损，气化无权）

临床特点：腰腿沉重怕冷，神疲乏力，面色苍白或浮肿，小便不通或滴沥不尽，肢体麻木。舌体胖、舌淡暗、苔薄白腻，脉沉细弱。

治法：温补肾元，助阳化气。

方药：济生肾气丸加味。

典型处方：制附子 10g，肉桂 10g，熟地黄 15g，山药 30g，山茱萸 10g，泽泻 15g，猪苓 20g，茯苓 20g，川牛膝 15g，炒白术 15g，乌药 10g，香附 10g，车前子 15g，全虫 10g，蜈蚣 5g。

（二）分型辨证论治

因糖尿病神经源性膀胱以肝、脾、心、肾诸脏气受损，膀胱气化不利，三焦功能失常为主要病机，气滞、湿热、血瘀等实邪亦参与其中。吕仁和教授采用本虚（肾气不足、脾气不足）和标实（肝气郁滞、湿热壅结）分型进行辨证论治。

1. 肾气不足

临床特点：小腹胀满，小便排出无力，尿有余沥，甚至小便失禁，腰膝酸痛，手足不温，神疲懒言。舌淡、苔白，脉沉细、尺脉弱。

治法：补肾培元，通阳化气。

方药：济生肾气丸加减。

典型处方：车前子 15g，川牛膝 15g，熟地黄 30g，山茱萸 10g，山药 30g，茯苓 30g，泽泻 15g，桂枝 10g，淫羊藿 15g，枸杞子 15g，菟丝子 15g，猪苓 15g，白术 12g，黄柏 10g，荔枝核 15g，香附 6g，乌药 6g。

2. 脾气不足

临床特点：小腹坠胀，欲小便而不得出，气短乏力，食少纳差，大便不调。舌淡、苔薄白，脉细弱。

治法：健脾益气，通阳助运。

方药：补中益气汤合春泽汤加减。

典型处方：生黄芪 30g，太子参 30g，苍术 15g，白术 15g，茯苓

30g，猪苓 30g，桂枝 10g，升麻 6g，柴胡 10g，枳壳 10g，香附 10g，乌药 10g，当归 10g，桔梗 10g。

3. 肝气郁滞

临床特点：小便不通，通而不爽，小腹胀满，心烦口苦，情志抑郁，胸胁胀满。舌红、苔黄，脉弦滑数。

治法：疏肝理气，通利下焦。

方药：四逆散加味。

典型处方：柴胡 10g，赤芍 15g，白芍 15g，枳壳 10g，枳实 10g，生甘草 10g，荔枝核 15g，橘核 15g，香附 10g，乌药 10g，穿山甲（现用皂角刺替代）6g，泽兰 15g，车前子 15g。

4. 湿热壅结

临床特点：小便点滴而下，尿道滴沥刺痛，大便干结，小腹胀满。舌暗红、苔黄腻，脉弦滑数。

治法：清热利湿，通利膀胱。

方药：四妙丸合八正散加减。

典型处方：苍术 15g，白术 15g，黄柏 10g，生薏苡仁 20g，川牛膝 15g，狗脊 15g，金钱草 15g，土茯苓 30g，石韦 20g，猪苓 20g，茯苓 20g，香附 10g，乌药 10g，白茅根 15g，通草 6g。

（三）其他治疗

1. 中成药

中气不足者，补中益气丸合五苓片；肾气不足者，金匮肾气丸合五苓片；湿热下注者，八正颗粒合五苓片；肝郁气滞者，加味逍遥丸合五苓片等。

2. 针灸治疗

（1）真阴不足、肺肾气虚型：补益肺肾。取穴：气海（灸）、列缺、照海、水道、会阴、中膂俞、委阳。

（2）真阴亏损、肾阳虚衰型：温补肾阳。取穴同真阴不足、肺肾气虚型，再加灸命门、肾俞、关元。

手法：采用提插捻转补法。即进针先浅后深，反复重插轻提加强得气，然后再用捻转补法。留针 20 分钟。会阳穴于尾骨旁 5 分进针，针尖向耻骨联合方向斜刺 3～4 寸；中膂俞沿骶骨边缘直刺 3 寸左右，使针感直抵小腹及尿道为度，气海、命门、肾俞、关元穴均用艾条温灸，每穴熏灸 5 分钟。针灸隔日 1 次。

3. 中药外敷

吴茱萸 3 份，肉桂 6 份，黄连 3 份。研细面，过 120 目筛，取 10g，葱青茎 100g，捣烂如泥，加适量白酒敷脐，外加纱布固定，暖水袋压。

五、治验病案举例

黄某，女，72 岁。初诊时间：2009 年 11 月 13 日。

患者 2009 年 6 月体检发现左肾积水，无明显不适。9 月 24 日于外院查腹部 B 超示：左肾积水（大量）伴左侧输尿管扩张。9 月 28 日泌尿系 MRI 提示：神经源性膀胱。同时发现血糖升高，外院诊断为 2 型糖尿病；神经源性膀胱。2009 年年底查膀胱残余尿 B 超显示：排尿后残余尿约 841mL，左肾盂轻度积水。建议膀胱造瘘留置导尿，减轻肾脏负担。患者拒绝造瘘，寻求中医治疗，求治于吕仁和教授门诊。症见小腹胀满，饭后尤甚，排尿困难，白天小便量少，夜尿频多，无腰酸、腰痛，情绪急躁，咽痒，汗出，纳可，眠差，大便每日 1 行，双下肢轻度水肿。舌红、苔薄黄腻，脉细数。既往有风湿性心脏病史 10 余年，高血压病史 8 年，甲状腺功能减退病史 2 年，房颤病史 2 年。辅助检查：血肌酐（Scr）90μmol/L，尿素氮（BUN）7.1mmol/L，尿酸（UA）475μmol/L。MRI 示：①左肾输尿管积水，梗阻位于输尿管膀胱入口。②神经源性膀胱。CT 示：①左肾输尿管积水。②神经源性膀胱。③双肾囊肿。

西医诊断：神经源性膀胱，2 型糖尿病，双肾囊肿，风湿性心脏病，心房纤颤，高血压病，甲状腺功能减退。

中医诊断：消渴病癃闭（早期）。

中医辨证：湿热下注，气机郁滞，肝脾肾虚。

治法：清利湿热，兼补脾肾。

方药：八正散加减。

处方：石韦30g，瞿麦10g，萹蓄10g，川牛膝30g，木瓜30g，荔枝核10g，橘核10g，狗脊10g，川续断10g，连翘30g，郁金10g，木蝴蝶10g，生甘草10g。14剂，水煎服。

因患者情绪急躁，焦虑不安，吕仁和教授为其讲解"二五八方案"如何应用，介绍古代道家养生思想，并亲笔赠言"智慧的沐浴，思辨的快乐"，嘱患者放松精神，避免劳累，定期监测血糖、尿量、B超和肾功能。

2009年11月24日二诊：白天小便量少，夜尿频多，残余尿为823mL。考虑脾肾气虚兼血瘀，调整处方。

处方：川牛膝30g，狗脊10g，川续断10g，柴胡10g，荔枝核10g，橘核10g，刺猬皮10g，穿山甲（现用皂角刺替代）10g，木蝴蝶10g，甘草10g，石韦30g，太子参30g，白芍30g。14剂，水煎服。

2009年12月8日三诊：尿量少，小便不畅，残余尿为585mL。上方加冬葵子20g，夏枯草10g，瞿麦10g，鬼箭羽20g，萹蓄10g。7剂，水煎服。

2009年12月14日四诊：小便不利较前改善，情绪紧张时加重，12月8日方加生黄芪30g，柴胡10g，白术10g。14剂，水煎服。

2010年2月1日五诊：小便量少，排尿不畅，每天800~1000mL，乏力，口干口苦，无腹胀及双下肢水肿，纳可，眠差，大便三四日1行。舌暗红、苔黄，脉沉细。考虑为消渴病癃闭（中期），中气下陷、脾肾两虚，处以补中益气汤加减。

处方：生黄芪30g，白术15g，陈皮10g，升麻10g，柴胡10g，太子参30g，当归10g，香附10g，乌药10g，荔枝核10g，橘核10g，石韦 30g，知母 10g，黄柏 10g，牡丹皮 30g，刺猬皮 10g，赤芍 30g，蜈蚣 5g。14 剂，水煎服。

2010 年 2 月 25 日六诊：复查膀胱残余尿，B 超显示 209mL，2 月 1 日方去荔枝核、橘核、刺猬皮、蜈蚣。7 剂，水煎服。

后以补中益气汤加减治疗多年，残余尿波动在 100～300mL 之间。至 2016 年 3 月 24 日，膀胱残余尿 B 超显示 386mL。Scr 73.1μmol/L，BUN 6.17mmol/L，UA 344μmol/L，病情平稳。

按：吕仁和教授认为，消渴病癃闭除与膀胱湿热阻滞、气机不利有关外，尚与肝、脾、肾、三焦功能相关。随着病情进展，逐渐由邪气盛转为正气虚损，表现为脾虚气陷、肾阴亏损，最终可出现脾肾阳虚、肾元受损、气化无权，导致肾衰。邪气盛、标实证为主时，应先祛邪治标，但应注意固护根本，养护脾肾；病程日久，年迈体虚，易导致正气不足，故应健脾补肾，兼以理气清热，利湿祛邪；气虚不运，阴虚血滞，湿热阻滞，日久则累及络脉，导致血瘀，故还应活血通络。一诊时清利湿热，兼补脾肾，方以八正散加减。二诊加刺猬皮温肾解郁，加穿山甲（现用皂角刺替代）通经活络。穿山甲（现用皂角刺替代）为通经要药。《本草纲目》云："穿山甲（现用皂角刺替代）入厥阴、阳明经……盖此物穴山而居，寓水而食，出阴入阳，能窜经络，达于病所故也。"三诊更加鬼箭羽破血通经，加夏枯草清热散结，加冬葵子利尿通淋。四诊因年老体虚加黄芪、白术以助补气之力。五诊时考虑患者已有中晚期表现（实为中期），遂改用补中益气汤加减。补中益气汤为李东垣治疗中气不足、阴火内生之方，吕仁和教授师其法而不泥其方，认为癃闭除补肾外，尚需重视补益中气，以助"脾气散精"，使水道得通，水液下输膀胱，气化而出，并用香附、乌药理气除胀，用荔枝核、橘核行气散结，用知母、黄柏以清余热，用牡丹皮、赤芍凉血活血，兼防化燥伤阴，用蜈蚣通经达络。诸药并用，虚实兼治，标本同调，方使病情平稳。

参考文献

[1] 吕仁和，高彦彬，杨晓辉 . 糖尿病中医诊治荟萃 [M]. 北京：中国医药科技出版社，1999.

[2] 吕仁和，赵进喜 . 糖尿病及其并发症中西医诊治学 [M].2 版 . 北京：人民卫生出版社，2009.

[3] 赵进喜，肖永华 . 吕仁和临床经验集 . 第 1 辑 [M]. 北京：人民军医出版社，2009.

[4] 赵进喜，王耀献 . 吕仁和临床经验集 . 第 2 辑 [M]. 北京：人民军医出版社，2009.

[5] 赵进喜，王世东，肖永华 . 国医大师吕仁和诊疗糖尿病"二五八六三"经验 [M]. 北京：中国中医药出版社，2018.

[6] 高彦彬，吕仁和 . 中医药辨治糖尿病概述 [J]. 中医杂志，1988(8):65-68.

[7] 高彦彬，吕仁和 . 益气养阴活血法治疗非胰岛素依赖型糖尿病临床观察 [J]. 中国医药学报，1990，5(2):4.

[8] 吕仁和 . 老年人糖尿病（消渴病）的治疗：附 885 例分析 [J]. 中医杂志，1992，33(4):4.

[9] 吕仁和，张洁荣，高彦彬 . 消渴病（糖尿病）中医分期辨证与疗效评定标准 [J]. 中国医药学报，1993，8(3):3.

[10] 杨晓晖 . 吕仁和教授运用加味四逆散治疗消渴病并发症经验 [J]. 中医函授通讯，1995(4):32-34.

[11] 吕仁和，王越，张子业 . 糖尿病肾病分期辨治 568 例临床分析 [J]. 中国医药学报，1994，9(4):4.

[12] 吕仁和，高彦彬 . 古训消渴病与近代研究 [C]// 糖尿病国际学术会议 .1996.

[13] 吕仁和，高彦彬，戴京璋，等 . 糖尿病肾病诊治 [C]// 糖尿病（消渴病）中医诊治荟萃：全国第五次中医糖尿病学术大会论文集 .1999.

[14] 范冠杰，吕仁和．分期辨证为主治疗糖尿病足及其对下肢动脉超声多普勒血流动力学变化的影响．[J].中国中西医结合杂志，1999，19(9):4.

[15] 范冠杰，吕仁和，高彦彬，等．分期辨治糖尿病足的临床研究 [J].北京中医药大学学报，2000，23(1):3.

[16] 刘铜华，吕仁和．中医药防治糖尿病及其并发症的作用途径（综述）[J].北京中医药大学学报，2000，23(3):3.

[17] 肖昌庆，吕仁和．吕仁和治疗糖尿病周围神经病变的经验 [J].中国中医药信息杂志，2001，8(9):1.

[18] 陈谦，吕仁和．吕仁和治疗糖尿病性周围神经病变的经验 [J].中华中医药杂志，2002，17(1):35−36.

[19] 于秀辰，吕仁和．糖尿病足的中西医治疗 [J].中国临床医生杂志，2002，30(3):3.

[20] 吕仁和．三自如意表 [J].药物与人，2003(2):2.

[21] 赵进喜．吕仁和教授诊治糖尿病肾病的学术思想和临床经验 [C]// 全国中医糖尿病学术大会．2003.

[22] 刘美奇，高菁，尹科美，等．吕仁和教授治疗糖尿病肾病 4 期蛋白尿的方法 [J].北京中医药大学学报：中医临床版，2003，10(4):1.

[23] 王世东，肖永华，姜淼．试论吕仁和教授理气法治疗糖尿病并发症经验 [J].中国中医药杂志，2004，2(1):2.

[24] 吕仁和．吕仁和教授治疗糖尿病及其并发症的三高招系列：第 1 招：二五八方案 [J].药物与人，2004(7):18−20.

[25] 吕仁和．吕仁和教授治疗糖尿病及其并发症的三高招系列：第二招：六对论治 第三招：三自如意表 [J].药物与人，2004(8):18−19.

[26] 吕仁和．吕仁和：糖尿病前期的防治 [J].糖尿病新世界，2005(2):2.

[27] 杨晓晖，吕仁和．试论络脉病变是早期糖尿病心脏病的病理基础 [J].北京中医药大学学报，2005，28(3):3.

[28] 王耀献，付天昊，刘尚建．吕仁和论糖尿病从《内经》辨治 [J].浙江中医杂志，2005，40(9):2.

[29] 赵进喜．吕仁和教授诊治糖尿病肾病的学术思想和临床经验 [C]// 国际中西医结合肾脏

病学术会议 . 2006.

[30] 吕仁和 . 消渴病（糖尿病）的分期 [J]. 中国中医药现代远程教育，2006，4(2):18–19.

[31] 吕仁和 . 和吕仁和教授一起练习十八段锦（一）[J]. 糖尿病新世界，2006(1):2.

[32] 吕仁和 . 和吕仁和教授一起练习十八段锦（二）[J]. 糖尿病新世界，2006(2):2.

[33] 吕仁和 . 和吕仁和教授一起练习十八段锦（三）[J]. 糖尿病新世界，2006(2):2.

[34] 吕仁和 . 和吕仁和教授一起练习十八段锦（四）[J]. 糖尿病新世界，2006(4):2.

[35] 吕仁和 . 和吕仁和教授一起练习十八段锦（五）[J]. 糖尿病新世界，2006(5):2.

[36] 吕仁和 . 和吕仁和教授一起练习十八段锦（六）[J]. 糖尿病新世界，2006(6):1.

[37] 杨晓晖 . 糖尿病心脏病的中医分期辨治探讨 [J]. 北京中医，2006，25(7):3.

[38] 吕仁和，肖永华，刘滔波 . 分期论治糖尿病 [J]. 药品评价，2008，5(1):35–37.

[39] 吕仁和，肖永华，刘滔波 . 脾瘅期（糖尿病前期）的防治 [J]. 药品评价，2008(4):33–35.

[40] 李俊美 . 吕仁和教授治疗糖尿病周围神经病变的经验 [J]. 四川中医，2008，26(10):2.

[41] 肖永华，刘滔波，吕仁和 . 脾瘅期（糖尿病前期）饮食治疗 [J]. 药品评价，2008，5(10):2.

[42] 赵进喜，肖永华，傅强 . 吕仁和用药经验举隅 [J]. 中医杂志，2009，(4)300–301.

[43] 吕仁和，肖永华，刘滔波 . 糖尿病分阶保健操：脾瘅早期 [J]. 糖尿病新世界，2009(1):40–42.

[44] 吕仁和，肖永华，刘滔波 . 糖尿病分阶保健操：脾瘅中期 [J]. 糖尿病新世界，2009，000(002):36–37.

[45] 吕仁和，肖永华，刘滔波 . 糖尿病分阶保健操：脾瘅后期 [J]. 糖尿病新世界，2009(3):2.

[46] 吕仁和，肖永华，刘滔波，等 . 糖尿病分阶保健操：消渴期 [J]. 糖尿病新世界，2009(6):36–38.

[47] 吕仁和，肖永华，刘滔波，等 . 消渴期分阶保健操：消渴期 [J]. 糖尿病新世界，2009(7):2.

[48] 吕仁和，肖永华，刘滔波，等 . 糖尿病分阶保健操：消渴期 [J]. 糖尿病新世界，2009(8):3.

参考文献

[49] 娄树静，马静敏，于秀辰 . 吕仁和教授"六对论治"在糖尿病周围神经病变中的应用 [J]. 北京中医药大学学报（中医临床版），2009，16(5):26–27.

[50] 吕仁和，肖永华 . 消渴病脾瘅初期饮食疗法 [J]. 糖尿病新世界，2009(9):2.

[51] 吕仁和，肖永华 . 消渴病脾瘅中期饮食疗法 [J]. 糖尿病新世界，2009(10):3.

[52] 肖永华，吕仁和 . 消渴病脾瘅后期饮食疗法 [J]. 糖尿病新世界，2009(11):2.

[53] 肖永华，吕仁和 . 消渴病消渴期的饮食疗法（上）[J]. 糖尿病新世界，2009.

[54] 肖永华，吕仁和 . 消渴病消渴期的饮食疗法（中）[J]. 糖尿病新世界，2010(1):2.

[55] 肖永华，吕仁和 . 消渴病消渴期的饮食疗法（下）[J]. 糖尿病新世界，2010(2):2.

[56] 赵进喜，王世东，肖永华，等 . 吕仁和教授治疗糖尿病及其并发症学术传承与创新 [C]// 中华中医药学会，河南省中医药学会，河南省中西医结合学会 . 中华中医药学会，河南省中医药学会，河南省中西医结合学会，2012.

[57] 周国民，张海啸，杨杰，等 . 吕仁和教授分期论治糖尿病胃肠自主神经病变的经验 [J]. 世界中医药，2013(9):3.

[58] 易京红 . 运用吕仁和教授"六对论治"思路诊治糖尿病心脏病 [J]. 世界中医药，2014(3):3.

[59] 申子龙，赵进喜，王世东，等 . 吕仁和教授"六对论治"糖尿病性腹泻经验 [J]. 长春中医药大学学报，2015(1):3.

[60] 吴文静，赵进喜，王世东，等 . 吕仁和"六对论治"治疗糖尿病性胃轻瘫经验 [J]. 中华中医药杂志，2015，30(12):3.

[61] 王世东，肖永华，刘晓峰，等 . 吕仁和教授辨治糖尿病医案用药规律分析 [J]. 北京中医药大学学报（中医临床版），2016(1):33–37,50.

[62] 王世东，肖永华，傅强，等 . 吕仁和教授辨治糖尿病神经源性膀胱经验 [J]. 现代中医临床，2016(3):5.

[63] 龙泓竹，田文杨，杨晓晖 . 吕仁和教授分期诊治消渴病探源 [J]. 北京中医药大学学报，2016(6):508–510.

[64] 傅强，王世东，肖永华，等 . 吕仁和教授分期辨治糖尿病学术思想探微 [J]. 世界中医药，2017，12(1):4.